Venenpuls- und Herzschallregistrierung

als Grundlage für die

Beurteilung der mechanischen Arbeitsleistung des Herzens

nach eigenen Methoden.

Mit einem Vorwort von Prof. Dr. **Friedrich Kraus.**

Von

Dr. med. **Reinhard Ohm,**

Stabsarzt an der Kaiser Wilhelms-Akademie für das militärärztl. Bildungswesen
und Assistent an der II. medizin. Klinik der Königlichen Charité zu Berlin.

Mit 61 Originalkurven und 15 Zeichnungen im Text.

1914

Springer-Verlag Berlin Heidelberg GmbH

ISBN 978-3-662-22841-8   ISBN 978-3-662-24774-7 (eBook)
DOI 10.1007/978-3-662-24774-7

Additional material to this book can be downloaded from http://extras.springer.com

Einführung.

Der Verfasser dieser kleinen, aber inhaltsreichen Monographie fasst hier seine zum Teil mit Unterstützung der Gräfin Bose-Stiftung in meiner Klinik ausgeführten Untersuchungen über Venenpuls- und Herzschallregistrierung zusammen.

Für beide hat er eine eigene, wie die fortgesetzte Erfahrung lehrt, sehr brauchbare Methodik ausgearbeitet. Man wird dem Verfasser zustimmen müssen, dass sein auf dem Prinzip der direkten Uebertragung beruhendes Verfahren der Venenpulsverzeichnung — eine Spiegelmethode, welche vollständig die in der Praxis nicht verwendbare Czermak-Bernstein'sche ersetzt — speziell für manometrische Untersuchungszwecke zuverlässiger ist als die Luftübertragung.

Mag auch völlige Einmütigkeit in allen Punkten noch nicht erzielt sein, so erleichtert doch die Kombination der Venenpuls- und Herzschallregistrierung ungemein die Deutung der Kurvenform sowie der einzelnen Gipfel und Senkungen.

Ohm's Venenpulskurven sind die schönsten, die ich kenne.

Der Verfasser will das diagnostische Anwendungsgebiet besonders für die Beurteilung der mechanischen Leistungsfähigkeit des rechten Herzens festlegen.

Er weist in dieser Beziehung auf prägnante Aenderungen der Gestalt der Venenpulskurven hin, die bisher wohl nicht beachtet worden sind, eine solche Beachtung aber, wie ich meine, ganz gewiss verdienen.

Die Aufnahme eines Elektrokardiographen in den Ohm'schen Apparat wird auch noch besonders geeignet sein, gewisse schwierige Fragen der Herzarhythmieen, z. B. die Arhythmia totalis (Vorhofflimmern, „Vorhoftachysystolie" usw.) analysieren zu helfen.

Berlin, im Juli 1914.

Fr. Kraus.

Erläuterungen zu den Kurven.

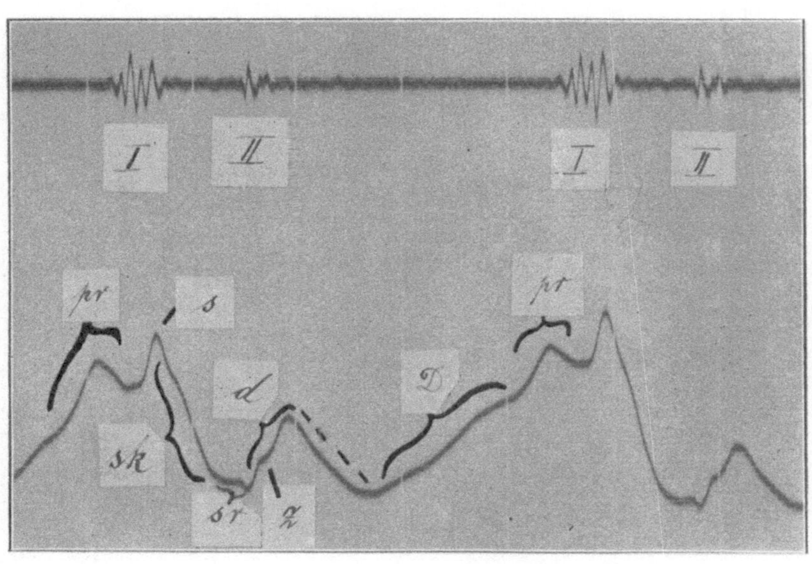

pr = präsystolische oder Vorhofschwankung,

s = systolische oder Anspannungsschwankung (Kammerklappenwelle),

sk = systolischer Kollaps,

sr = systolische Rückstauungswelle,

$\left.\begin{array}{c} d \\ D \end{array}\right\}$ = diastolische Schwankungen,

z = Zäckchen (Pulmonalklappenschluss),

$\diagdown$ = Abfall in der Diastole,

I = erster Herzton,

II = zweiter Herzton.

I. Einleitung.

Geschichtliches, Entstehung der Methodik.

Um gewisse Bewegungsvorgänge im Kreislauf möglichst getreu zu registrieren, hat man schon früh die Photographie herangezogen; so geht auch die Verwendung eines Spiegelchens zur Sichtbarmachung bzw. Registrierung des Pulses weit zurück.

Im Jahre 1863 demonstrierte v. Czermak die Bewegung eines Lichtstrahles, der an einem, der Haut über dem Gefäss aufgeklebten Spiegel reflektiert wurde[1].

Im Jahre 1890 veröffentlichte Bernstein Kurven des Arterienpulses, die mit dieser Methode gewonnen waren[2].

An Stelle des direkt aufgeklebten Spiegelchens übertrug O. Frank die Pulswelle durch einen Schlauch auf eine, mit einem Spiegelchen armierte Gummimembrane. O. Frank veröffentlichte im Jahre 1903 seine Methode[3].

Nun hat aber die Untersuchung des arteriellen Pulses für die Herzdiagnostik einen nur beschränkten Wert, auch wenn die Pulswelle mit den einwandfreiesten Methoden aufgezeichnet wird. Denn der Arterienpuls stellt insofern ein unbrauchbares Manometer für das Herz dar, als seine Form von einer Reihe anderer Faktoren, nämlich von der Elastizität, von dem Kontraktionszustand, dem Tonus, der Dicke und der Rigidität der Gefässwandung abhängt.

Viel aussichtsreicher von vornherein musste der Jugularvenenpuls als Manometer des Herzens imponieren. Denn die Druckschwankungen in der Jugularvene bei respiratorischem Stillstande

---

1) v. Czermak, Wiener Sitzungsbericht. 1863. Bd. 44. II. Abt. S. 438.

2) Bernstein, Sphygmophotographische Versuche. Fortschr. d. Medizin. 1890. Bd. I.

3) O. Frank, Die Registrierung des Pulses durch einen Spiegelsphygmographen. Münchener med. Wochenschr 1903. Nr. 42.

können praktisch durch keine anderen Faktoren modifiziert werden. Sie sind vielmehr, dank der anatomischen Beschaffenheit der Gefässwand, direkt auf das Herz zu beziehen. Hierbei sei zunächst von der Möglichkeit der Entstehung von Eigenschwingungen und Reflexionen abgesehen. Ob Entstellungen dieser Art beim Jugularvenenpuls überhaupt in Frage kommen, werde ich später, bei der Besprechung des Venenpulses näher ausführen. Die obere Hohlvene sitzt als elastischer, dünnwandiger Schlauch dem rechten Herzen auf, und die der Registrierung zugängliche Jugularvene bildet rechterseits eine gerade direkte Verlängerung der Vena anonyma und cava superior.

Schon aus den Arbeiten der älteren Autoren wie Bamberger, Riegel und anderer, geht die Auffassung des Jugularvenenpulses als Manometer hervor; nur waren die alten Methoden zu grob und fehlerhaft, als dass es jenen Forschern gelingen konnte, getreue Manometerkurven zu erhalten. Die älteren Versuche erfuhren auch eine gewisse Zurücksetzung, nachdem insbesondere J. Mackenzie den Venenpuls für die klinische Diagnostik der Herzunregelmässigkeiten herangezogen hatte. Die meisten späteren Untersucher folgten dieser von Mackenzie eingeschlagenen Richtung, und das Interesse für die Arhythmieen trat in den Vordergrund. Für den hier in Frage kommenden Zweck der Registrierung reichten auch die alten Methoden eher aus; kam es doch hierbei weniger auf die getreue Wiedergabe der Form des Venenpulses als vielmehr auf den Vergleich seiner Hauptwellen mit dem Arterienpuls, bzw. dem Spitzenstoss an. Das Studium der Herzarhythmieen mit Hilfe des Venenpulses zeitigte auch in der Tat für die klinische Herzpathologie, dank den anregenden Arbeiten Mackenzie's grosse Fortschritte. Verdanken wir doch zunächst dem Venenpuls unsere Grundlehren von den Arhythmieen.

Anders verhielt es sich mit den Forschungsergebnissen des Venenpulses an sich, seiner Entstehung, der Herkunft seiner einzelnen Schwankungen sowie seiner Gestaltung.

Trotz klinischer und tierexperimenteller Studien blieb vieles vom Wesen des Venenpulses ungeklärt, manche strittige Frage unbeantwortet.

Es kann keinem Zweifel unterliegen, dass der mangelhaften und fehlerhaften Methodik die Schuld an den unvollkommenen Resultaten der Kurvenzeichnung zugesprochen werden musste. So

lag denn wohl das Bedürfnis nach einer Methode vor, die es
ermöglichte, den Ablauf des Venenpulses getreu aufzunehmen, die
einen tieferen Einblick in sein Wesen und ferner durch Kombinierung mit einem geeigneten Tonregistrierverfahren exakte zeitliche Vergleiche mit den Phasen der Herzrevolution gestattete.

Die Frage nach einer brauchbaren Methode interessierte mich,
als ich 1908 Versuche mit dem Czermak-Bernstein'schen
Spiegelchen unternahm, und es mir mit Hilfe dieser Methode gelang,
brauchbare Kurven des Radialpulses zu erhalten.

Gleich zu Beginn der Versuche erschien es mir besonders
aussichtsvoll, das von den genannten Autoren zur Registrierung des
Arterienpulses benutzte Spiegelchen für den Venenpuls anzuwenden.
Die ersten Resultate ermutigten mich zur Fortsetzung der Versuche,
die ich 1910[1]) veröffentlichte.

Das direkt der Haut über der Vene aufgeklebte Spiegelchen,
wobei dessen unterer Rand als Drehachse benutzt wird, musste
besonders deswegen getreue Kurven des Venenpulses gewährleisten,
weil damit ein methodischer Kardinalfehler, der allen anderen
Methoden der Venenpulszeichnung anhing, umgangen wurde, nämlich
seine Uebertragung durch einen Schlauch auf eine Schreibvorrichtung.

Die Gründe, warum ich gerade die Verwendung der Luftübertragung bei der Venenpulsregistrierung für einen Fehler halte, sind
folgende:

Die Verwendung der Lufttransmission bringt es mit sich, dass
besondere Vorrichtungen (Rezipienten) angewandt werden, welche
den Puls von der Gefässwand abnehmen und als Luftwelle in den
Schlauch hineinbefördern. Da diese Vorrichtungen nur unter einem
gewissen Druckaufwand angebracht werden können, so bedeutet
das für die Vene mit ihrer zarten Wand eine zu grosse Belastung.

Es besteht nicht nur die Gefahr, dass der auf der Wand
lastende Aussendruck gegenüber dem in der Vene herrschenden
Druck zu gross wird, sondern die Venenpulswelle hat auch an sich
zu wenig Kraft im Verhältnis zur Trägheit der Rezipienten, um
alle Feinheiten der Pulsbewegung zu übertragen. Das gilt auch
dann, wenn der Rezipient eine Membrane darstellt, die unter Druckaufwand gegen die Vene geführt und vom Venenpuls in Bewegung

---

1) R. Ohm, Beitrag zur photographischen Pulsregistrierung. Münchener
med. Wochenschr. 1910. Nr. 7.

gesetzt wird. Hier kommt als Trägheitsmoment die vom Puls zu
überwindende Membranspannung in Betracht.

Können auf diese Weise Feinheiten in der Pulszeichnung ver-
wischt werden, so kommt noch der allgemeine Energieverlust hinzu,
den die an sich schwache Pulswelle dadurch erleidet, dass sie
durch den Rezipienten in Luftdruckschwankungen umgesetzt wird.
Bei der Registrierung des Arterienpulses spielt das alles deswegen
keine so grosse Rolle, weil er eine erheblich grössere Kraft besitzt.
Der Innendruck in der Arterie ist viel grösser. Hier muss auch, um die
Spannung der viel kräftigeren Gefässwand zu überwinden, ein stärkerer
Aussendruck mit der pulsabnehmenden Vorrichtung ausgeübt werden.

Die bei der Luftübertragung gebräuchlichen Pulsabnehmer
gewährleisten ferner keine absolute feste, gleichmässige Lage auf
der Vene. Erforderlich ist, dass der der Venenwand
aufliegende Teil des Pulsabnehmers bei genügender
Dämpfung freie Beweglichkeit hat, sodass er den Exkursionen der Venenwand genau folgen kann.

Es muss also der Rezipient an der Vene allein seinen
Halt haben.

Diese Forderungen können nun beim Lufttransmissionsverfahren
die Rezipienten nicht erfüllen, auch dann nicht, wenn sie am Halse
des Untersuchten in der Nähe der Vene ihre Stütze haben.

Der mit der Venenwand verbundene Teil kann doch nie so genau
der Pulsation folgen, als wenn er nur vom Gefäss allein getragen wird.

Er wird vielmehr entsprechend den Druckschwankungen bald
fester, bald weniger fest aufliegen.

Dieser Fehler würde sich durch einen stärkeren Druckaufwand
im ganzen, wobei ein innigerer, mehr gleichmässiger Kontakt
zwischen Vene und Rezeptor zustande käme, nicht kompensieren
lassen, wie das beim Arterienpuls möglich ist.

Denn ein zu kräftiger Druck führt zu den bereits erörterten
Fehlern; er könnte auch leicht die Vene überhaupt unterdrücken, und
es entsteht die Gefahr der Entstellung durch arterielle Pulsationen.

Die fehlerhafte Verbindung der Rezipienten mit der Venenwand wird
sich besonders auch bei den grösseren Pulsexkursionen geltend machen,
wie sie beim Venenpuls durch die In- und Exspiration bedingt sind.

Die Atmungskurve wird also besonders mangelhaft verzeichnet.
Die mit der Lufttransmission gewonnene Kurve kann den Anschein

erwecken, als ob sie bei sistierter Atmung geschrieben sei, während der Einfluss der Atmung doch erhalten sein kann.

Auf den Umstand aber, dass man die Atmungsexkursionen, auch wenn noch so gering, sicher erkennen kann, kommt für die Beurteilung der Venenpulskurve sehr viel an. Es muss die Möglichkeit vorhanden sein, sie ausschliessen zu können: deswegen, weil wir reine Manometerkurven des Herzens gewinnen wollen.

Die vielen Entstellungsmöglichkeiten bei der Luftübertragung können durch verbesserte Schreibvorrichtungen, z. B. auch durch die von O. Frank angegebene rechnerisch begründete, mit einem Spiegelchen armierte Gummimembrane natürlich nicht abgeändert werden, da sie die Ursachen nicht beseitigen.

Das Czermak-Bernstein'sche Spiegelchen musste nun eine Methode sein, die von den erwähnten Fehlern frei war, denn das mit der Haut über der Vene verbundene Spiegelchen macht die Pulsschwankungen getreu mit. Es überträgt, ohne die Vene nennenswert zu belasten, die Bewegung auf einen, an ihm reflektierten Strahl, der die Kurve schreibt. Aber das aufgeklebte Spiegelchen hat andere Nachteile, die seine praktische Verwendung unmöglich machen. Es lässt sich zunächst der Strahl sehr schwer dirigieren, und es kann die Grösse seiner Exkursionen, d. h. die Lichthebellänge schlecht abgeändert werden. Die Ausschläge werden meistens zu gross.

Es eignet sich weiter die Methode nicht für die kombinierte Verzeichnung mit anderen Bewegungsvorgängen. Unbedingt erforderlich aber beim Venenpuls ist die Mitverzeichnung mindestens einer Bewegungskurve vom Herzen und zwar, wie später zu zeigen sein wird, der Tonkurve.

Ich habe mich nun bemüht, in anderer Weise zum Ziele zu kommen, und es ist mir gelungen, eine Methode zu finden, die allen Anforderungen an eine getreue Registrierung gerecht wird, die praktisch brauchbar und bequem in der Handhabung ist.

Ich beginne bei der Beschreibung meiner kombinierten Methodik mit der Methode der Venenpulszeichnung. Sie steht im Mittelpunkte des Interesses und stellt gewissermassen auch den Ausgangspunkt dar für die Ausarbeitung meines Tonregistrierverfahrens, sowie für die gesamte Registriereinrichtung überhaupt.

II. Methodik.

A. Die Methode der Venenpulszeichnung.

Die Methode der Venenpulszeichnung besteht darin, dass ein feines, um eine horizontale ein für alle Mal feste Welle schwingendes Stäbchen mit seinem frei beweglichen, etwas verdickten Ende der Haut über der Vene fest aufliegt. Die Welle geht unter äusserst geringer Reibung auf Spitzen. Das Spitzenlager ist so gebaut, dass bei richtiger Einstellung die Achse zwischen zwei Punkten spielend läuft, ohne dass bei ihrem Gang die geringsten Abweichungen eintreten können.

Die Pulsschwankungen werden durch das Stäbchen auf ein kleines, der Welle aufsitzendes Spiegelchen übertragen, das verstellbar angeordnet ist.

Der zu Untersuchende befindet sich dabei in horizontaler Rückenlage; die Jugularvene liegt also ebenfalls horizontal[1]).

Um mit dem Registrierorgan bequem an die Jugularis herankommen zu können, werden die Patienten auf einem Bett gelagert, welches entsprechend der Lage des Halses eine seitliche Einbiegung hat.

Zum Fixieren des Kopfes dienen seitliche gepolsterte Stützen.

Der Pulsabnehmer lässt sich nach allen Richtungen hin verstellen. Der vom Spiegelchen reflektierte Strahl kann so leicht dirigiert werden, und lässt sich auch, da das Stäbchen kürzer oder

---

1) Mit dieser Methode werden gerade wie mit dem Czermak-Bernsteinschen Spiegelchen die Exkursionen der gewissermassen als natürliche Membrane wirkenden, äusserst nachgiebigen Venenwand direkt aufgezeichnet. Die direkte Registrierung der Kaliberschwankungen des anpassungsfähigen Venenrohres stellt die Füllungen und Entleerungen der Vene sehr getreu dar. Diese sind nun gerade, wie später bei der Besprechung des Venenpulses gezeigt werden wird, diagnostisch von grösstem Interesse.

länger verwendet werden kann, in der Grösse seiner Ausschläge beliebig abändern.

Man wählt am zweckmässigsten die Gegend der deutlichsten Pulsation. Meistens kommt die Bulbusgegend oder die Gegend etwas oberhalb des Bulbus in Betracht.

Das Stäbchen hat dabei eine horizontale oder gegen die Horizontale geneigte Lage, sodass es den Pulsationen der Vene folgen kann. In der beschriebenen Anordnung des Stäbchens liegt eine gewisse Dämpfung insofern, als das Stäbchenende von der anschwellenden Vene entgegen dem eigenen, wenn auch geringen Gewicht gehoben wird. Beim Abschwellen der Vene folgt das Stäbchen mit und zwar wird es von dem Innendruck in der Vene getragen.

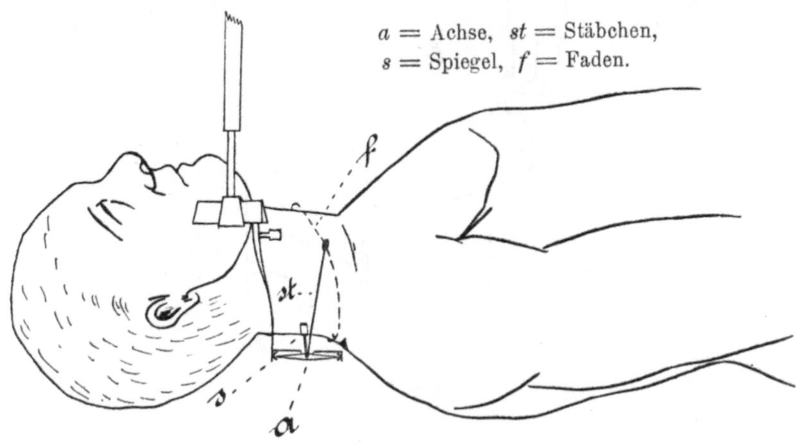

Fig. I.

Die Lage des Stäbchens ist aus der Fig. I zu ersehen.

Es muss darauf geachtet werden, dass die Pulsationsrichtung rechtwinklig am Stäbchenende angreift. Erfolgen die Pulsschwankungen z. B. in seitlich schräger Richtung, so ist das Stäbchen durch Drehen an der Schraube R entsprechend zu neigen (vgl. Fig. II, in der der Pfeil die Pulsationsrichtung darstellt).

Liegt das Stäbchen zur Pulsationsrichtung nicht im rechten Winkel, so treten bei stärkeren Pulsationen sichtbare Verschiebungen der Venenwand gegen das Stäbchenende ein. Man kann daher leicht den Effekt der Korrektur feststellen. Sind die Pulsationen sehr kräftig, so muss ein entsprechend längeres Stäbchen verwendet werden.

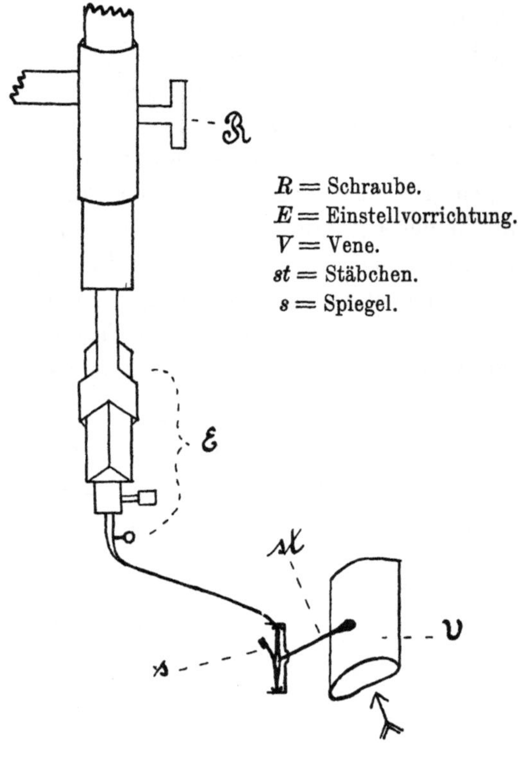

Fig. II.

Prüfung der Methode.

Um zu prüfen, ob noch eine besondere Dämpfung für das Stäbchen bei der erwähnten Art seiner Anordnung auf der Haut über der Vene nötig sei, habe ich folgende Versuche angestellt:

Bei dem einen Versuch wurde das Stäbchenende in der gewöhnlichen Weise auf die Jugularis gelegt und mit einem sehr feinen, um den Hals des Untersuchten geführten, äusserst dünnen Gummifaden gegen die Vene leicht elastisch angezogen (vgl. Fig. I). So wurde gleichzeitig mit den Tönen der Venenpuls gezeichnet. Dann wurde unter Belassung des Stäbchens in genau derselben Lage die elastische Schlinge durchschnitten und die Registrierung wiederholt. Kurve 1 und 2 zeigen das Ergebnis des Versuchs.

Man sieht, dass die Entfernung der Schlinge, also der Wegfall der besonderen Dämpfung, keinen Einfluss auf die Gestaltung der Kurve hat; insbesondere ist von einer Schleuderung nichts zu bemerken. In einem zweiten Versuch wurden Registrierungen bei verschiedener Belastung der Vene vorgenommen. Es wurde zuerst in der gewöhnlichen Weise bei gewöhnlichem Gewicht des Stäbchenendes (etwa 350 mg) registriert. Dann wurde wiederum unter Belassung in genau derselben Lage das Stäbchenende mit einem Mehrgewicht von $1^1/_4$ g beschwert und eine zweite Registrierung

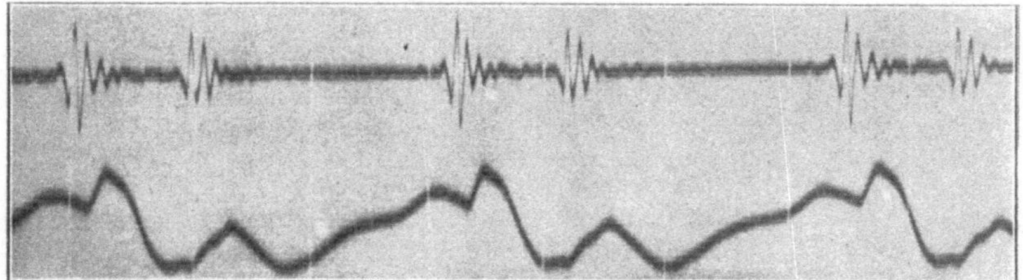

Kurve 1 (mit Schlinge).

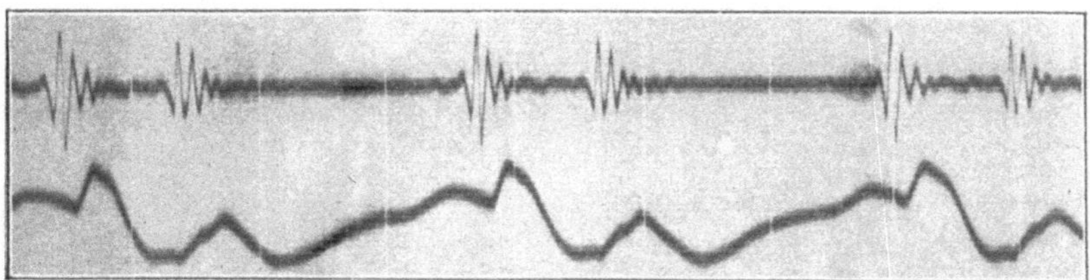

Kurve 2 (ohne Schlinge).

gemacht. Der Vergleich der beiden Kurven 3 und 4 zeigt folgendes: Während die grösseren Schwankungen keinen Unterschied aufweisen, weder in der Form noch in der Grösse, tritt das kleine, in Höhe des II. Herztons liegende Zäckchen auf der mit der grösseren Belastung gezeichneten Kurve 4 deutlicher hervor als in Kurve 3, die mit gewöhnlicher Belastung gezeichnet wurde.

Dasselbe zeigt der Vergleich der Kurven 5 und 6, von denen 5 mit gewöhnlicher Belastung, 6 mit einer Mehrbelastung von 2 g gezeichnet wurde. Die Registrierungen wurden hier in derselben Weise gemacht, wie es für den vorhergehenden Belastungsversuch beschrieben wurde.

Die Erscheinung erklärt sich so, dass feinste Schwingungen aus der Stromachse, wo die Fortpflanzung am günstigsten ist, durch die Mehrbelastung des Stäbchenendes besser hervorgeholt werden. Irgend welche Schleuderungen sind aber in den mit grösserer Belastung gezeichneten Kurven nicht zu bemerken. Das müsste

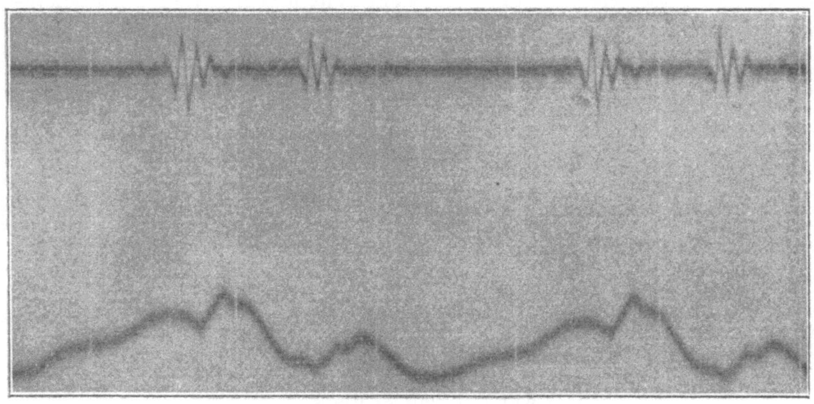

Kurve 3 (gewöhnliche Belastung).

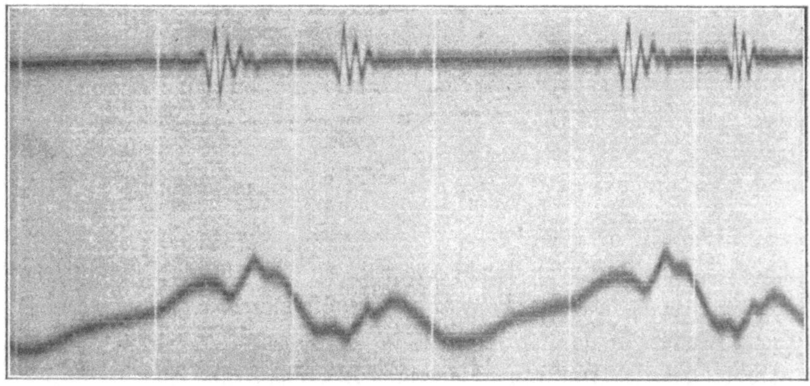

Kurve 4 (Mehrbelastung von $1^1/_4$ g).

sich in einer grösseren Höhe aller, besonders der grossen Schwankungen äussern. Die photographischen Reproduktionen der Vergleichskurven sind genau in dem Grössenverhältnis der Originalien hergestellt.

Aus allen diesen Versuchen geht hervor, dass bei der beschriebenen Anordnung auf der Venenwand eine besondere

Dämpfung des Stäbchens nicht erforderlich ist. Schleuderungen treten, wie die Prüfungen ergaben, selbst bei relativ starker Gewichtsbelastung nicht auf, was übrigens auch bei dem trägen unter geringem Druck vor sich gehenden Ablauf des Venenpulses

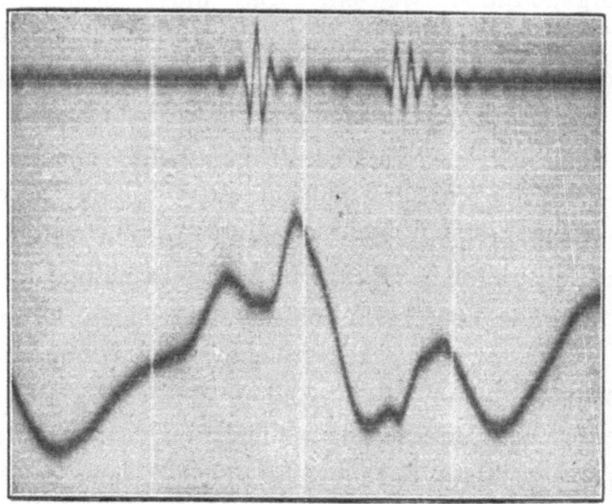

Kurve 5 (gewöhnliche Belastung).

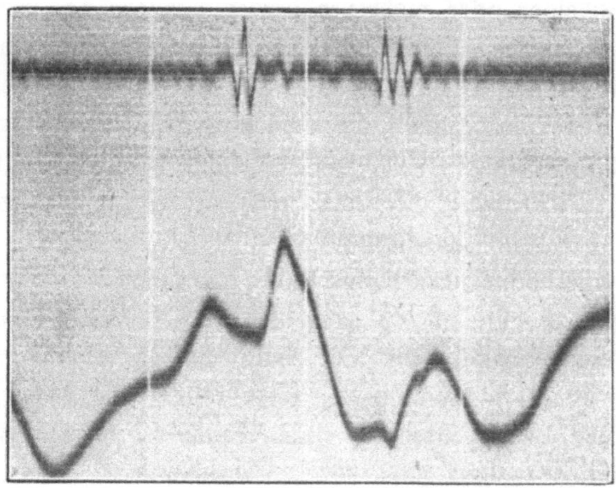

Kurve 6 (Mehrbelastung von 2 g).

nicht zu erwarten war. Die Prüfungen besagen auch, wie weit man eventuell mit der Belastung gehen kann.

Bei meinen praktischen Registrierungen verwende ich indessen die gewöhnliche Belastung von etwa 350 mg. Nur bei stärkerer

Druckerhöhung in der Jugularis, z. B. beim positiven Venenpuls, kommt eine Mehrbelastung in Betracht.

Bei der soliden Verbindung zwischen Vene und Spiegel kann die Prüfung der Eigenschwingungen nicht am Registrierorgan gesondert vorgenommen werden. Sie muss sich vielmehr auf Stäbchen und Spiegelchen in Verbindung mit der Vene erstrecken. Ich werde darauf später bei der Besprechung des Venenpulses eingehen.

Die Methode der starren Uebertragung des Venenpulses bringt es mit sich, dass der Registrierspiegel mit Hilfe der an dem Organ angebrachten Drehvorrichtungen verstellt werden muss, um den Lichtstrahl zu dirigieren. Es ist ferner notwendig, um mit dem Registrierorgan an die Vene herankommen zu können, Verschiebungen vorzunehmen, der Art, dass der Spiegel vom Kymographion und von der Lichtquelle mehr oder weniger entfernt wird, wobei sich natürlich der Reflexionswinkel ändert. Diese Winkeländerung erforderte eine besondere Berücksichtigung in der Aufstellung der Lichtquelle und in der Führung der Lichtstrahlung aus folgendem Grunde. Für die Beurteilung der Venenpulskurve ist die Mitverzeichnung einer oder mehrerer Bewegungsvorgänge des Herzens nötig. Die hierzu verwendeten Registrierorgane mit ihren Spiegelchen nun von Fall zu Fall ebenfalls so zu verschieben, dass ihre Reflexionswinkel mit dem des Venenpulsspiegels übereinstimmten, wie das beispielsweise die sonst übliche seitliche Aufstellung der Lichtquelle erfordert hätte, wäre kaum möglich, zum mindesten aber sehr schwierig und unbequem gewesen.

Diese methodische Schwierigkeit habe ich in folgender einfacher Weise umgangen (vgl. Fig. III).. Die Lichtquelle L wird genau in der Vertikalebene unterhalb der Mitte der das Papier bewegenden Registriertrommel T aufgestellt. Die Lichtquelle erleuchtet einen senkrechten schmalen Spalt S, dessen Bild durch eine Sammellinse scharf nach vorn entworfen wird. Das senkrechte Strahlenband verlängert sich mit zunehmender Entfernung. In seinem Bereiche untereinander befinden sich die Registrierspiegelchen $s^1 s^2 s^3$. Letztere werfen ihrer Grösse und Form entsprechende Strahlenbündel auf die Mitte der Trommel, also in derselben Ebene zurück, in der die Strahlen entworfen wurden. Bei dieser Anordnung ist es einerlei, ob die Spiegelchen verschiedene

Entfernung von Lichtquelle und Trommel haben, ob also ihre Reflexionswinkel verschieden sind.

Die von den Spiegelchen reflektierten Strahlenbündel lassen sich bei jeder beliebigen Entfernung ohne weiteres übereinander auf dem Papier der Trommel einstellen. Gleichgültig ist dabei auch, ob die Lichtquelle unterhalb oder etwa oberhalb der Trommel aufgestellt ist.

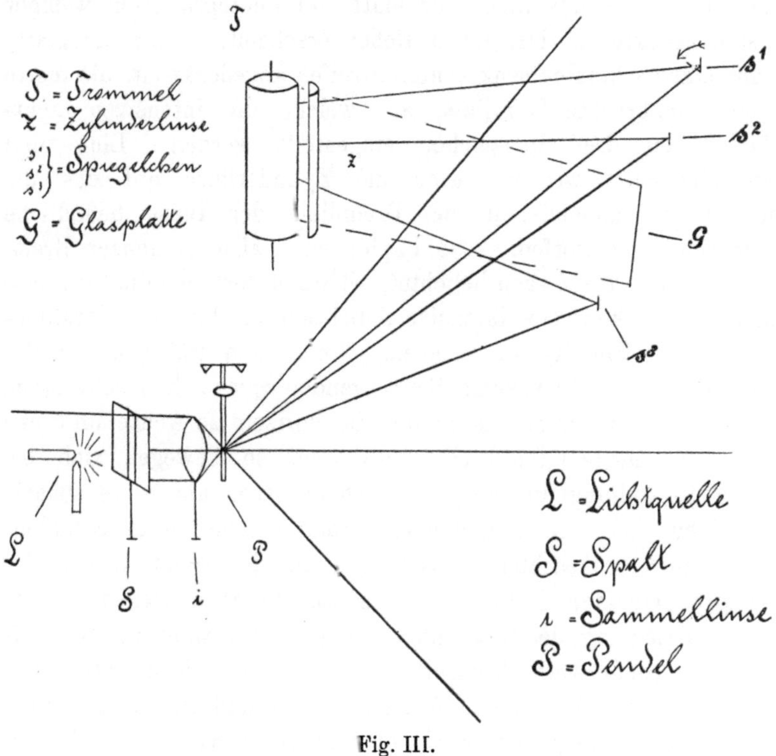

Fig. III.

Dieses Prinzip der Anordnung hat nun noch den weiteren grossen Vorteil einer sehr exakten Kontrollmöglichkeit über die Ausrichtung der gleichzeitig registrierten Bewegungsvorgänge, und zwar nicht nur während der Aufnahme, sondern auch nachträglich an den fertigen Kurven selbst[1]). Das wird in folgender Weise erreicht (siehe Fig. III). In dem von der Linse entworfenen

____

1) R. Ohm, Eine Einrichtung für photographische Pulsregistrierung. Münchener med. Wochenschr. 1910. Nr. 35.

Sammelpunkte der Strahlen schwingt eine Pendelstange in einer zum Strahlengang senkrechten Richtung. Sie verdeckt in regelmässigen Intervallen beim Passieren des Brennpunktes das gesamte, nach vorn entworfene Strahlenband, erzeugt also periodisch Schatten. In dem Strahlenband befindet sich nun ausser den bereits erwähnten intensiv und photographisch sehr wirksam reflektierenden drei Registrierspiegelchen noch eine längliche planparallele Glasplatte G, die das Licht nur matt und photographisch weniger wirksam reflektiert. Der matte Reflex erscheint, da die Glasplatte bis auf einen schmalen senkrechten Streifen abgedeckt ist, als matte schmale, senkrechte Lichtlinie, auf welche die intensiven Lichtfleckchen der drei Spiegelchen eingestellt werden. Linie und Strahlenfleckchen werden durch die Zylinderlinse auf das die Trommel umspannende, in der Brennlinie der Linse befindliche Papier scharf entworfen. Das Papier wird also in ganzer Breite von der Lichtlinie schwach belichtet, während dort, wo die Strahlenfleckchen einwirken, eine intensive Belichtung erfolgt. Der Strahlengang ist aus Fig. III zu ersehen. Wenn nun während der Registrierung die die Bewegung übertragenden Spiegelchen schwingen, wobei sie eine Winkelbewegung um die horizontale Achse im Sinne des bei s^1 angedeuteten Pfeils vollführen, so bewegen sich bei richtiger Einstellung die von ihnen reflektierten, als kurze scharfe Lichtstriche auf dem ablaufenden Papier erscheinenden Strahlenbündel unter senkrechten Ausschlägen in der scharfen von der Glasplatte erzeugten Lichtlinie, ohne aus ihr abzuweichen. Diese genaue Ausrichtung der Bewegungsvorgänge wird während der Aufnahme mit dem Auge kontrolliert. Was nun die nachträgliche Kontrolle betrifft, die an den fertigen Kurven und zwar allein durch die Betrachtung ausgeführt wird, so sind die Anhaltspunkte hierfür die von dem schwingenden Pendel erzeugten Schatten. Der mit jedem Pendelschlag erzeugte Schatten fällt, da die Unterbrechung in dem den Ausgangspunkt der Strahlung darstellenden Brennpunkte erfolgt, gleichzeitig auf die Spiegelchen und die Glasplatte und wird auch gleichzeitig von allen reflektierenden Flächen zurückgeworfen.

Und zwar wird der Schatten von jedem Spiegelchen als kleine Schattenmarke reflektiert, von dem länglichen schmalen Glasstreifen aber als lange lotrechte Schattenlinie. Die Schatten werden durch die Zylinderlinse ebenso wie die Lichtstrahlen scharf auf das Papier entworfen, und sie müssen sich bei richtiger Einstellung der Strahlenreflexe sämtlich zu gemeinsamen Schattenlinien vereinigen. An diesen Schattenlinien können die kleinsten Richtfehler der Kurven sofort erkannt werden. Zum besseren Verständnis bringe

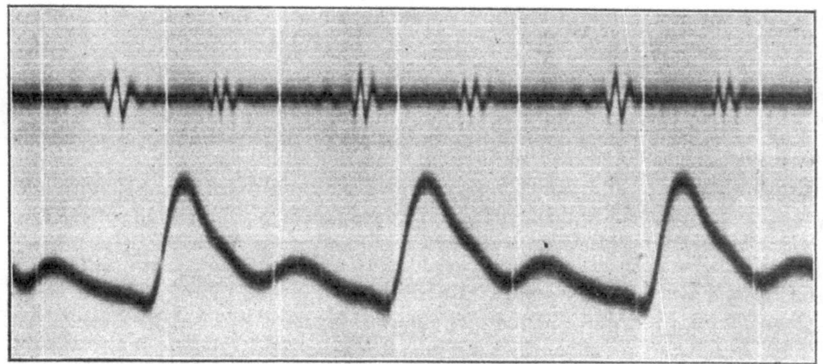

Kurve 7.

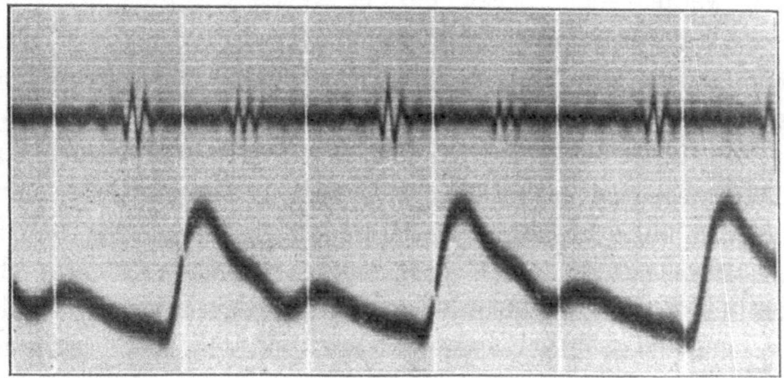

Kurve 8.

ich zwei Kurven, von denen die eine (7) die falsche, die zweite (8) die richtige Einstellung zeigt.

Die falsche Einstellung in Kurve 7 ist daran zu erkennen, dass die kleinen Schattenmarken des den Arterienpuls zeichnenden Spiegelchens neben der gemeinsamen Schattenlinie liegen. Bei richtiger Einstellung, die Kurve 8 zeigt, fallen die kleinen Schattenmarken in die gemeinsame Schattenlinie, so dass sie für sich nicht gesehen werden. Der Umstand, dass die Richtlinien objektiv gezeichnet werden, erhöht das zuverlässige Ablesen der Kurven und gestattet eine — allein durch die Betrachtung ausführbare Kontrolle.

Endlich hat die beschriebene optische Anordnung noch den Vorteil, dass eine Reihe von Bewegungsvorgängen gleichzeitig gezeichnet werden können; denn im Bereiche des senkrechten Strahlenbandes können viele Registrierspiegel Platz finden.

Zur Ermöglichung eines genauen zeitlichen Vergleichs der einzelnen Schwankungen des Venenpulses mit den Phasen der Herzrevolution bediene ich mich der Mitverzeichnung der Herztöne. Hierüber habe ich zuerst auf dem deutschen Kongress für innere Medizin in Wiesbaden im Jahre 1911 berichtet[1].

Die früher übliche alleinige Mitregistrierung des Arterienpulses und des Herzspitzenstosses mit dem Venenpuls genügt nicht für die Beurteilung der zeitlichen Verhältnisse.

Die objektiv registrierten Töne hingegen markieren uns den Beginn der Systole und Diastole.

Wir werden später sehen, dass ein genaues Ablesen der Venenpulskurve auf diese Weise erst ermöglicht wird.

Die gleichzeitige ösophageale Registrierung des Vorhofpulses, wie sie zuerst von L. Fréderick, später von Minkowski und in letzter Zeit besonders von Rautenberg angewandt wurde, halte ich für die Analyse des Venenpulses nicht geeignet. Denn einmal ist nur der linke Vorhof vom Oesophagus aus registrierbar; Bewegungsvorgänge des linken Vorhofs eignen sich aber nicht ohne weiteres für einen zeitlichen Vergleich mit denen in der Jugularvene, weil kein direkter Zusammenhang besteht. Dann ist ferner, wie kürzlich A. Weber[2] nachwies, diese Methode zur Analyse des Venenpulses deswegen unbrauchbar, weil man keine Gewähr dafür hat, dass mit der ösophagealen Vorhofpulsregistrierung die Druckkurve des Vorhofs gewonnen wird.

---

1) R. Ohm, Zur Lehre vom Venenpuls. Verhandl. d. deutschen Kongresses f. innere Med., Wiesbaden 1911 und Zeitschr. f. exp. Pathol. u. Ther. 1911. Bd. 9.

2) A. Weber, a) Ueber die Registrierung des Druckes im rechten Vorhof und über den Wert des ösophagealen Kardiogramms für die Erklärung des Venenpulses. Münchener med. Wochenschr. 1913. Nr. 46. b) Zur Registrierung des Vorhofpulses vom Oesophagus aus; Erwiderung auf die Entgegnung Rautenberg's. Münchener med. Wochenschr. 1914. Nr. 2.

B. Die Herzschallregistriermethode.

Für die Herzschallregistrierung bediene ich mich einer Methode, die ich im Jahre 1912 ausgearbeitet und veröffentlicht habe[1]). Sie besteht darin, dass der Herzschall auf ein hochempfindliches, aus einer dünnflüssigen Gelatinelösung gezogenes Häutchen übertragen wird. Ein solches Häutchen steht an Empfindlichkeit einer Seifenblase kaum nach, und es hat dabei den Vorzug lang dauernder Brauchbarkeit, die sich auf Monate erstreckt.

Die grosse Empfindlichkeit dieser Membrane ermöglicht eine weitgehende Dämpfung ihrer Eigenschwingungen, die, wie weiter zu zeigen sein wird, bei der Schallregistrierung erforderlich ist.

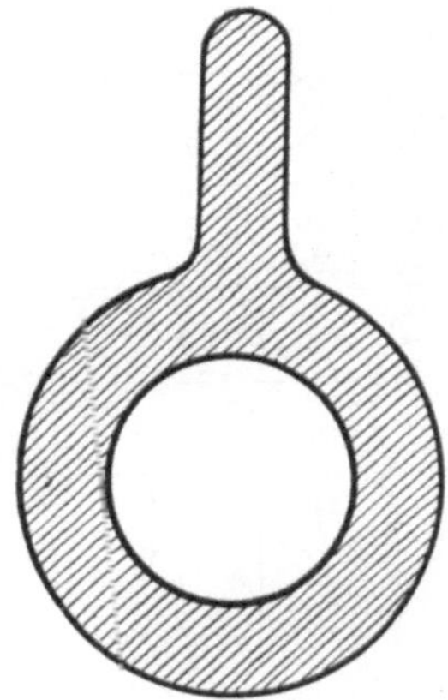

Fig. IV.

Das Gelatinehäutchen ist in dem zentralen Loch einer mit Griff versehenen Ringplatte ausgespannt, wie sie Fig. IV darstellt.

Durch die Benutzung von Ringplatten mit verschieden weiten Durchlochungen kann die Membrangrösse beliebig abgeändert werden.

Ueber die Bereitung des Häutchens vergleiche des Näheren Seite 30 und 31.

Wenn im folgenden von der Registrierung der Töne die Rede ist, so ist das nicht so zu verstehen, dass die graphisch dargestellten Schwingungen identisch wären mit dem, was wir bei der Auskultation wahrnehmen. Registriert werden die mechanischen

---

1) R. Ohm, Die Verwendung eines Gelatinehäutchens für die Registrierung des Herzschalls. Zeitschr. f. exp. Pathol. u. Ther. 1912. Bd. 11.

Brustwandschwingungen, die das akustische Moment enthalten. Hierin sind alle Herzschallregistriermethoden sich gleich, einerlei wie bei den einzelnen Verfahren die Uebertragung stattfindet.

Auf die Frage, ob und wie das rein akustische Phänomen aus den aufgezeichneten Schwingungen gefunden werden kann, gehe ich nicht ein. Es sind das Untersuchungen von rein physiologischem Interesse, die nicht in den Rahmen dieser Abhandlung gehören.

Die Schwingungen werden durch folgenden kleinen Apparat der Gelatinehaut mitgeteilt (siehe Fig. V). Sie gelangen, nachdem

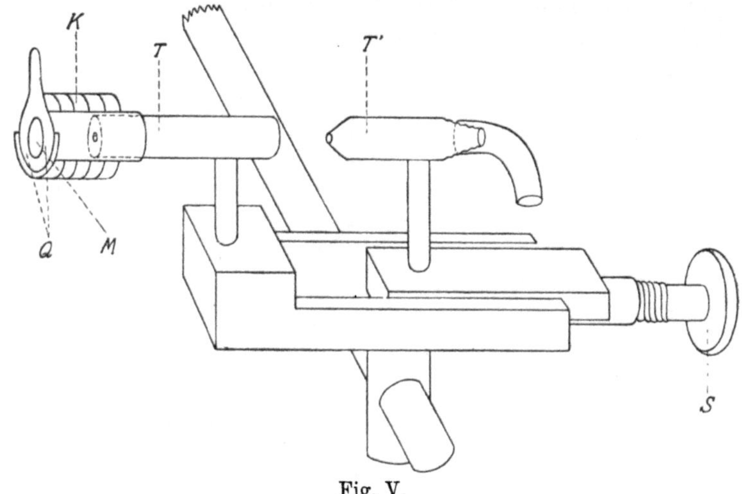

Fig. V.

M = Membrane, K = Kapsel, Q = Ringplatte, $T\,T'$ = Rohre, S = Schraube.

sie vermittelst einer weiter unten noch zu beschreibenden Vorrichtung von der Brustwand abgenommen sind, durch einen Schlauch in das hintere Rohr T'. Dieses kann durch Drehen an der Schraube S gegen das vordere Rohr T genähert und fest mit ihm verbunden werden. Die Verstellung ermöglicht die Zuführung stärker oder schwächer gedämpfter Impulse zu dem vorderen Rohr.

Je weiter die Trennung der Rohre voneinander ist, umso mehr Energie entweicht durch die Luftbrücke, während bei fester Verbindung die Impulse ohne Abschwächung fortgeleitet werden. Das vordere Ende des Rohres T ist bis auf eine nadelstichweite, zentrale Oeffnung verschlossen. Es dient ferner zur Aufnahme der Kapsel K, welche die Ringplatte mit der Gelatinehaut trägt. Die Kapsel ist abnehmbar eingerichtet; sie kann beliebig weit über das Rohr geschoben werden, bis die Gelatinehaut dem Rohr fast anliegt. Die Kapsel ist ferner um das Rohrende drehbar.

Die Schwingungen gelangen aus der feinen Oeffnung des vorderen Rohrendes durch den Innenraum der Kapsel zur Gelatinehaut.

Es war nun die Frage zu prüfen, ob die Gelatinehaut sich für die korrekte Aufzeichnung der Schallschwingungen eignete oder ob das Verhalten ihrer Eigenschwingungen besondere Dämpfungsvorrichtungen erforderte.

Ich gebe die Resultate dieser Prüfungen hier kurz wieder, wobei ich die Methode so entwickeln werde, wie sie sich auf Grund der Prüfungen herausgebildet hat.

Ich glaube besonders deswegen von einer einfachen Beschreibung der Methodik absehen zu sollen, weil es für den Leser mehr Interesse haben dürfte, die Entstehung der Methode gewissermassen mitzuerleben, als die nackte Beschreibung eines fertigen Apparates zu lesen.

Um Eigenschwingungen einer Membrane kennen zu lernen, braucht man eine Methode, diese Eigenschwingungen sicher auszulösen. Es ist weiter erwünscht, dass diese Prüfung möglichst einfach sei, damit sie auch leicht von jederman angewandt werden kann. Im allgemeinen lassen sich Eigenschwingungen am einfachsten dadurch auslösen, dass man durch einen kurzen Stoss den für die Uebertragung der Schwingungen dienenden Körper bzw. das System aus der Ruhelage bringt. Das Verfahren ist jedoch auf feuchte oder klebrige Membranen, also auch auf die Gelatinehaut aus leicht verständlichen Gründen nicht anwendbar.

Ein zuverlässiges elektrisches Verfahren hat Garten für die Prüfung der Seifenhaut bei seiner Methode benutzt[1]). Hierbei wird die Membran vorgewölbt und aus dem vorgewölten Zustande plötzlich freigelassen.

Auch ich habe, angeregt durch die Untersuchungen Gartens, die Methode der Vorwölbung bei der Gelatinehaut früher angewandt, wobei sich die Eigenschwingungen gut darstellen liessen[2]). Das

---

1) S. Garten, Ueber die Verwendung der Seifenmembran zur Schallregistrierung. Zeitschr. f. Biologie. 1911. Bd. 56.

2) R. Ohm, Die Verwendung eines Gelatinehäutchens für die Registrierung des Herzschalls. Zeitschr. f. exp. Pathol. u. Ther. 1912. Bd. 11.

Verfahren war aber für die Gelatinehaut unbequem und zeitraubend.

Ein sicheres, bequemes und einfaches Verfahren, das ich in letzter Zeit benutzt habe, ist folgendes:

Es wird der Membrane ein plötzlicher Impuls durch die Luft mitgeteilt, wobei sie eine starke Beschleunigung erfährt. Ein solcher plötzlicher Impuls lässt sich durch Eindrücken der Wand einer Quetschdose erzeugen, wie sie zum Oelen von Maschinenteilen Verwendung findet.

Mag der Druck mit der Hand stark oder schwach ausgeübt werden, die Wand der Dose schnellt stets mit derselben plötzlichen Spannung nach innen vor und beim Auflösen des Druckes zurück.

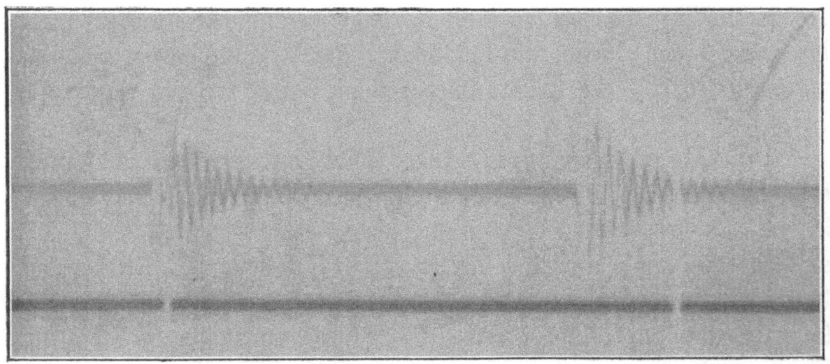

Kurve 9 (Zeit: $^1/_3$ Sekunde).

Zur Verbindung mit dem Herzschallapparat ist der Quetschdose das Ausflussrohr abgeschraubt und statt dessen ein Gummischlauch angebracht, der mit dem Rohr T' verbunden wird. Der Impuls trifft nun auf dem beschriebenen Wege die Gelatinehaut und versetzt sie in Schwingungen. Ein feines Spiegelchen, das mit der Haut etwas unterhalb des Zentrums verklebt ist, zeichnet in der gewöhnlichen Weise die Schwingungen der so belasteten Membrane auf, die in Kurve 9 dargestellt sind.

Es ist hier eine Membrangrösse von 9 mm benutzt. Die mit dem Spiegelchen frei und ungedämpft schwingende Gelatinehaut nimmt also nicht nur den Impuls der Quetschdose auf, sondern sie vollführt, ehe sie zur Ruhe kommt, eine Reihe von Schwingungen. Zu fordern ist aber, soll die Membrane ihr aufgezwungene Impulse korrekt verzeichnen, dass ihre Eigenschwingungen möglichst gedämpft sind.

Das ideale Ziel ist dabei ein aperiodisches Schwingen, d. h. die Membrane muss bei Druck auf die Quetschdose, wobei sie vorschnellt, eine Schwingung in dieser Richtung verzeichnen, bei Aufhören des Drucks, wobei sie plötzlich eingezogen wird, eine Schwingung in der entgegengesetzten Richtung.

Als wirksame Dämpfung der Eigenschwingungen der Gelatinehaut kam die Verkleinerung des Hohlraumes, vor dem die Lamelle schwingt, in betracht, nachdem Garten die starke Wirkung dieser Luftdämpfung für die Seifenhaut bei seiner Methode nachgewiesen hatte[1]). Denn die Gelatinehaut stellt zwar eine festgefügte, aber schlaffe, hochempfindliche Membrane dar, bei der die Wirkung der Luftdämpfung aussichtsvoll erschien.

Durch die Einrichtung an meinem Apparat, die Kapsel K (siehe Fig. V) über das Rohrende verschieben zu können, ist die Möglichkeit einer beliebigen Verkleinerung des Hohlraumes gegeben. Beim stärksten Grad der Luftdämpfung liegt die Membrane dem vorderen Rohrende so nahe an, dass sie eben noch schwingen kann. Es befindet sich dann eine Luftschicht von wohl weniger als $1/_{10}$ mm zwischen Membran und vorderem Rohrende.

Ich habe die Wirkung dieser Luftdämpfung zunächst geprüft bei einem Gelatinehäutchen, dem in der schon erwähnten Weise ein Spiegelchen direkt aufgeklebt war. Hier zeigte sich nun trotz starker Dämpfung kein nennenswerter Erfolg. Der Grund dieses Misserfolges war vermutlich der, dass das Spiegelchen an der feinen Haut keinen genügenden Halt hatte und seiner Schwere zu sehr überlassen war.

Ich ging daher dazu über, dem Spiegelchen eine feste drehbare Stütze zu geben, wobei es den Membranbewegungen spielend folgen konnte. Die gewählte Anordnung zeigt Fig. VI. In die Kapsel K ist von unten her ein Rahmen eingesteckt, der die horizontale winzige Stahlwelle a trägt. Durch diese ist mit dem unteren Ende ein Streifen dünnsten aber steifen Papiers doppelt hindurchgesteckt. Das obere Papierende trägt hinten ein Näschen aus Hollundermark, das mit der Membranmitte verbunden wird. Das Papier hat unten

---

1) S. Garten, Ueber die Verwendung der Seifenmembran zur Schallregistrierung. Zeitschr. f. Biologie. 1911. Bd. 56.

am Achsenende eine Breite von etwa 3—4 mm und wird nach
oben zu schmäler. Die Papierfläche liegt in einer Parallelebene
zur Membranfläche. Die Lage des Spiegels ist aus der Fig. VI
zu ersehen.

Er ist der Papiervorderfläche in der Höhe der Achse aufgeklebt. Bei dieser Anordnung ist die Membrane fast ganz ent-
lastet. Das Gewicht des Spiegels und Papierstreifens ruht in der
Welle, die auf Spitzen gelagert ist. Es zeigte sich nun, dass hier
die Luftdämpfung sehr wirksam war. Ich füge in Kurve 10 einige
Beispiele von Dekrementsprüfungen bei, die die Wirkung der

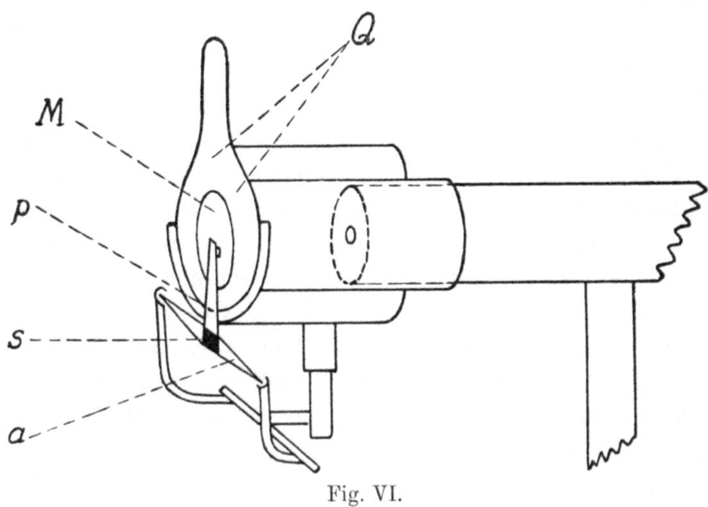

Fig. VI.

Q = Ringplatte, M = Membrane, p = Papierstreifen, s = Spiegel, a = Welle.

Dämpfung bei verschiedenen Graden illustrieren. Die Membrangrösse betrug auch hier 9 mm. Bei 1 schwingt das System ungedämpft. In den folgenden Aufnahmen bei 2 und 3 sieht man die Zahl
der Eigenschwingungen immer mehr abnehmen. Das System kommt
eher zur Ruhe. Vergleiche die Zeit, die in allen drei Aufnahmen
die gleiche ist bei derselben Geschwindigkeit des Papierablaufs.
Sie beträgt von einer Schattenmarke bis zur nächsten $^1/_3$ Sekunde.
Bei der letzten Aufnahme 3 ist ein fast aperiodisches Schwingen erreicht. Man sieht sozusagen nur die Impulse der Quetschdose.

Die Zahl der Eigenschwingungen beträgt 135 in der Sekunde.
Sie kann leicht aus den Kurven ermittelt werden. Bemerken will

ich noch, dass die Höhe der Schwingungen bei den einzelnen Aufnahmen nicht einem bestimmten Dämpfungsgrade entspricht. Die Amplitudengrösse müsste mit zunehmender Dämpfung ebenfalls abnehmen. Bei den verschiedenen Dekrementsprüfungen war jedoch die Trennung der Rohre T und T' nicht die gleiche. Die Impulse der Quetschdose trafen also mehr oder weniger an Intensität abgeschwächt die Gelatinehaut.

Die Intensitätsänderung durch verschieden grosse Rohrtrennung wurde angewandt einerseits um z. B. bei sehr starker Dämpfung

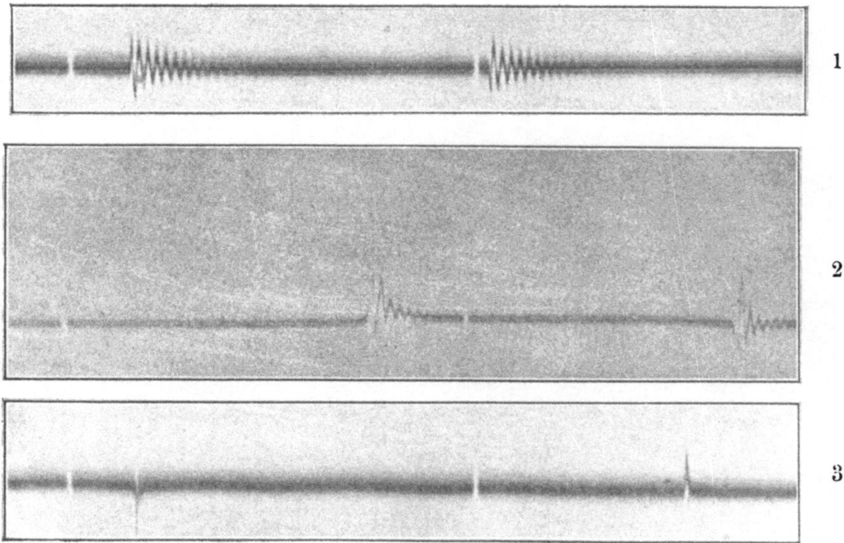

1

2

3

Kurve 10.

ein Anschlagen bzw. Ankleben der Haut am Rohrende zu vermeiden, andererseits um doch den Impuls mit der genügenden Stärke einwirken zu lassen.

Es ist nun durchaus nicht nötig, dass die Luftdämpfung übermässig gesteigert wird, um die Empfindlichkeit nicht zu sehr herabzusetzen. Es genügt ein solcher Grad der Dämpfung, bei dem Eigenschwingungen nicht mehr auftreten. Dieser Grad ist nun nicht nur bei den verschiedenen Schallqualitäten verschieden, sondern auch bei den verschiedenen Schallerscheinungen des Herzens. Bei der Registrierung gewisser Geräusche können z. B. Eigenschwingungen bei einer bestimmten Membrandämpfung auftreten, während sie bei der Registrierung anderer Geräusche oder normaler Töne unter gleichem Dämpfungsgrade nicht entstehen.

Es ist aber nach dem Gesagten leicht für den jeweiligen Zweck einen geeigneten Dämpfungsgrad zu finden.

Ich füge in Kurve 11 eine Tonaufnahme bei, die bei einem in Kurve 12 dargestellten Dämpfungsgrade aufgenommen ist. Der hier dargestellte Dämpfungsgrad dürfte für alle Herzschallregistrierungen genügen. Die Empfindlichkeit ist dabei noch eine recht erhebliche.

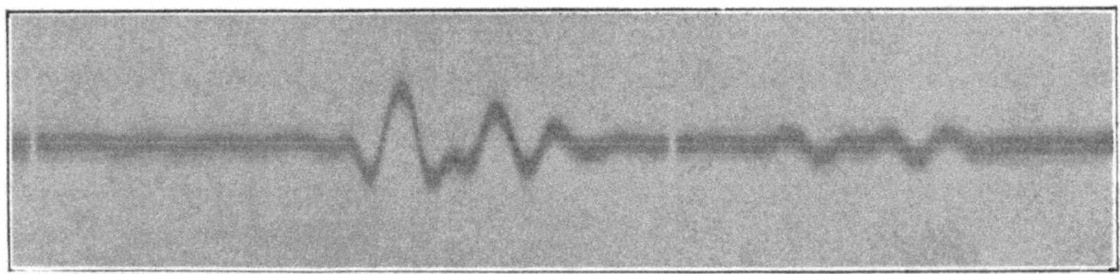

Kurve 11.

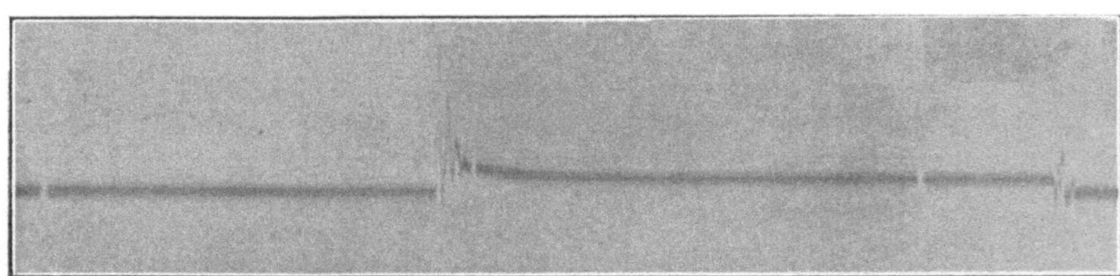

Kurve 12.

Bemerkt sei noch, dass die erwähnte Dekrementsprüfung sich auf frische bzw. auf junge Gelatinehäutchen bezieht. Sind letztere etwas älter, so wird die Dämpfung überhaupt besser.

Das Dekrement wird ferner günstiger, wenn die Membrane kleiner gewählt wird. Die Luftdämpfung kann dann mehr herabgesetzt werden.

Immer aber ist es empfehlenswert, sich durch eine Dekrementsprüfung von dem Dämpfungsgrade zu überzeugen.

Die beschriebene Anordnung, bei der das Spiegelchen den Membranschwingungen folgend, Drehbewegungen um eine, ein für alle Mal feste Welle ausführt, stellt ein für die Herzschallregistrierung durchaus geeignetes Verfahren dar. Es hat den Vorteil, dass das

Spiegelchen ein für alle Mal auch bei Erneuerung der Membrane an Ort und Stelle verbleibt. Die Methode ist, wie weiter unten, S. 31, auszuführen sein wird, auch technisch einfach zu handhaben.

In der Absicht, die Methode noch weiter zu vereinfachen, bin ich zu einer zweiten Art der Spiegelarmierung gekommen, die darin besteht, dass ein Streifen dünnsten und weichsten Seidenpapiers, dem ein Spiegelchen aufgeklebt ist, mit der Gelatinehaut direkt in Verbindung gebracht wird. Ich verwende bei dieser Methode japanisches Seidenpapier.

Aus der Fig. VII *a b c* geht die Art der Armierung mit genügender Deutlichkeit hervor. Das Seidenpapierstreifchen hat seinen Halt mit einem Teil auf der Ringplatte; der andere, den Spiegel tragende, ist mit der Gelatinehaut verklebt.

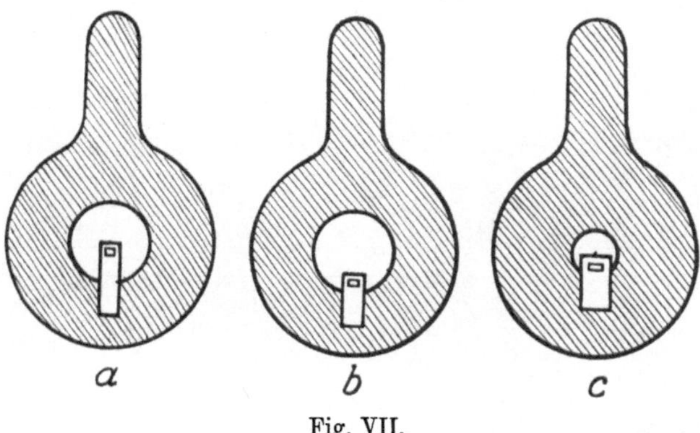

Fig. VII.

Auch bei diesem Verfahren ist nach meinen Prüfungen die Luftdämpfung zwar von Wirksamkeit; die Dämpfung wird aber wesentlich beeinflusst durch Verkleinerung der Membrangrösse und durch die Art der Anordnung des Papierstreifens und Spiegels auf der Haut.

In der Fig. VII ist bei *a* eine zwar sehr empfindliche, aber mangelhaft gedämpfte Armierung dargestellt. Denn der Spiegel schwingt mit dem relativ langen mit der Gelatinehaut verklebten Papierende zu frei.

Einen besseren Halt gewinnt der Spiegel, wenn der auf der Membrane ruhende Streifen kürzer gewählt wird, wobei der Spiegel näher an den unteren Membranrand rückt. Zwischen der bei *a* und *b* dargestellten Lage des Spiegels können je nach dem zu fordernden Dämpfungsgrade Abstufungen gewählt werden. Sehr wirksam ist weiter auch die Verwendung kleinster Membranen und eines breiten Papierstreifens, wie aus Fig. VII bei *c* ersichtlich ist.

Ich lasse in Kurve 13 Dekrementsprüfungen bei verschiedenen solcher Armierungen folgen, aus denen die Wirkung der Dämpfung hervorgeht.

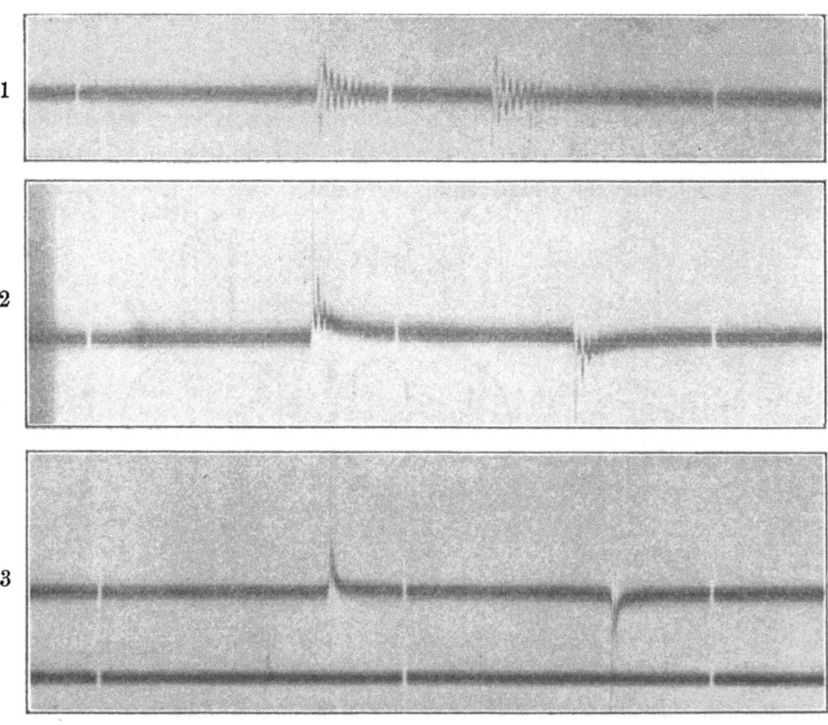

Kurve 13.

Die Grösse des Hohlraumes, vor dem die Lamelle schwingt, war in allen Aufnahmen die gleiche.

Man sieht bei 1 eine mangelhafte Dämpfung wie sie der in Fig. VII bei *a* dargestellten Armierung entspricht. Die Membrangrösse betrug in diesem Versuch 5 mm.

In dem Dekrement 2 ist eine ziemlich starke Dämpfung erreicht, wie sie etwa der in Fig. VII bei *b* gezeichneten Armierung entspricht. Die Membrangrösse betrug hier 3,8 mm.

In dem Dekrement 3 endlich ist eine sehr starke Dämpfung bei der in Fig. VII *c* angedeuteten Armierung dargestellt. Die Membrangrösse betrug hier 2 mm. Auch für diese Methode des direkt aufgeklebten Seidenpapiers gilt dasselbe, was S. 24 gesagt wurde.

Die Dämpfung nimmt zu, wenn die Häutchen etwas älter geworden sind. Die Dämpfung braucht nicht weiter ausgedehnt zu werden als nötig ist um Eigenschwingungen zu vermeiden, die sich in den Herzschallkurven leicht erkennen lassen. Mit der Reduktion der Membrangrösse erhöht sich die Eigenperiode. So beträgt z. B. im Dekrement 2 die Zahl der Eigenschwingungen 160 in der Sekunde. Ich füge in Kurve 14 eine Herzschallaufnahme bei und zwar ein systolisches Geräusch, das bei einem Dämpfungsgrade

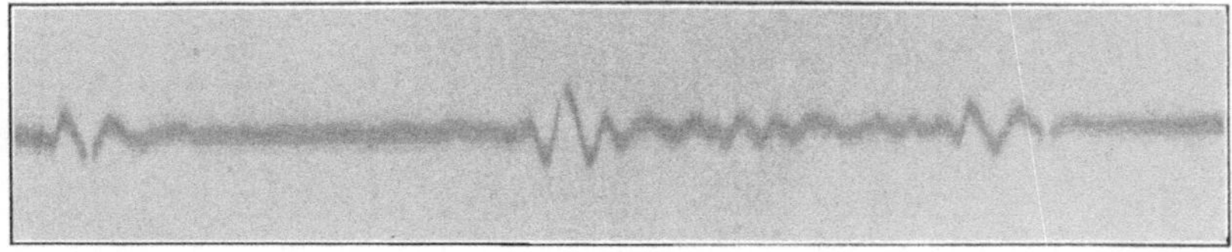

Kurve 14.

aufgenommen ist, wie er einer Spiegelarmierung entspricht, die zwischen der bei *a* und *b* der Fig. VII dargestellten liegt. Eigenschwingungen sind in der Aufnahme nicht zu erkennen.

Die Herzschallregistrierung erfordert eine besondere Einrichtung, die es erstreben muss, dass die von der Brustwand abzunehmenden Schwingungen nach Möglichkeit vor Störungen geschützt sind. In erster Linie kommt die Dämpfung des Herzstosses in Betracht; aber auch aus anderen Gründen, auf die ich hier nicht näher eingehen will, ist es notwendig, die Schwingungen selbst zu dämpfen, und zwar muss der Grad der Dämpfung abzuändern, d. h. die Dämpfung muss regulierbar sein.

Um diesen Forderungen gerecht zu werden, bediene ich mich einer mit der Brustwand zu verbindenden Schallabnahmeeinrichtung, welche Fig. VIII und IX zur Darstellung bringen.

Die starre und unbiegsame $^1/_2$ cm dicke Holzplatte *H* (s. Fig. VIII) wird auf die Herzgegend aufgeschnallt mit Hülfe eines um den Rücken gelegten Gurts, dessen Enden beiderseits durch die

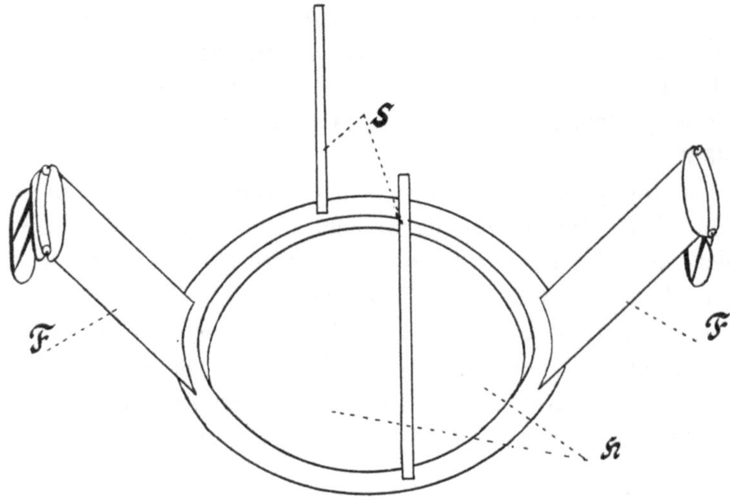

Fig. VIII.

H = Holzplatte, F = Federn, S = Stäbe.

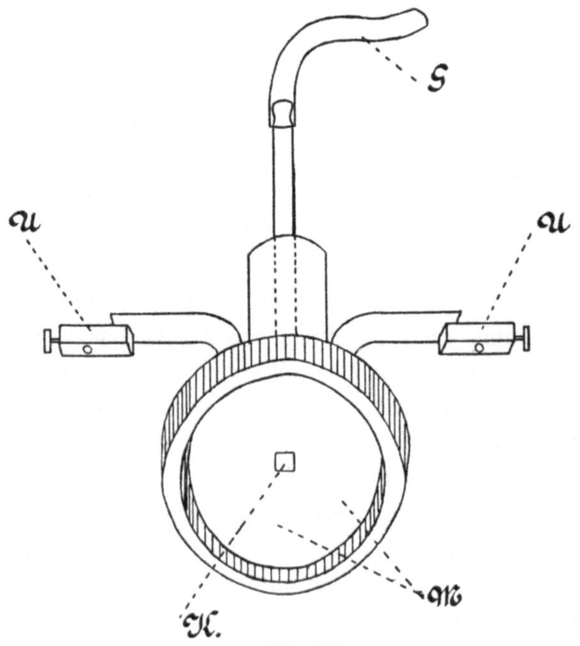

Fig. IX.

K = Korkstückchen, M = Schallmembrane, U = Führungen, G = Gummischlauch.

an den Federn *F* befindlichen Schnallen gezogen werden. Oben auf der Platte am Rande sind an zwei gegenüberliegenden Stellen Stäbe *S* montiert, an denen in entsprechenden Führungen der Rezeptor (s. Fig. IX) gegen die Platte geführt wird.

Ich bediene mich einer Schalldose mit Hartgummiplatte als Schallrezeptor. Ihrer schlechten Eigenschaft, dass sie nämlich hohe Töne nicht gut aufnimmt, steht gegenüber ihre grosse Empfindlichkeit und das günstige Dekrement ihrer hohen Eigenschwingungszahl. Da Herztöne und Geräusche Schwingungen von verhältnismässig niedriger Frequenz darstellen, so kommt die genannte ungünstige Eigenschaft für die Herzschallregistrierung nicht in Betracht.

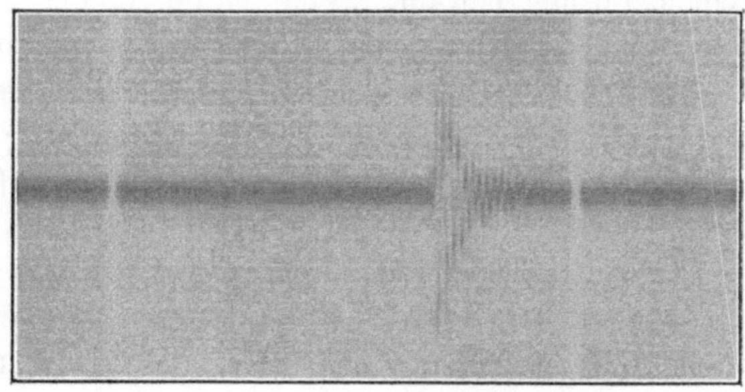

Kurve 15.

Die Verbindung des Rezeptors mit der Holzplatte erfolgt entweder so, dass ein dem Zentrum der Schallmembran aufgeleimtes Korkstückchen der Platte aufliegt, oder dass ohne direkte Verbindung zwischen Schallmembran und Holzplatte der Rezeptor auf einem dem Rande der Holzplatte aufliegenden Gummiringe ruht. In diesem Falle schwingen die Schallmembranen also frei, und können so von Erschütterungen nicht direkt, wohl aber noch durch den Gummiring und das Gehäuse der Membran hindurch getroffen werden. Doch ist das Verfahren mit dem Korkverbindungsstückchen vorzuziehen, weil hier mehr Energie gespart wird.

An den beiden Fig. VIII und IX sind die in Betracht kommenden Teile bezeichnet.

Die starre Holzplatte lässt die Herzstossbewegung nicht durch; sie wirkt ferner überhaupt dämpfend.

Die Regulierung der Dämpfung der Brustwandschwingungen erfolgt am Registrierapparat durch grössere oder geringere Trennung

des Rohres T' von T mittelst der Schraube S (s. Fig. V). Die
Eigenschwingungszahl des gesamten Registriersystems geprüft durch
kurzes Anschlagen der in der Schalldose befindlichen Hartgummiplatte liegt bei über 200 in der Sekunde. Die Eigenschwingungen
sind in Kurve 15 dargestellt. Die hier benutzte Membrane betrug
3,8 mm im Durchmesser mit der Spiegelarmierung in Fig. VII bei a.
Die Zeit, gemessen von einem Pendelschatten bis zum nächsten
beträgt $^1/_3$ Sekunde.

Technische Bemerkungen.

Zur Bereitung des Gelatinehäutchens hat sich die Zusammen-
setzung folgender Lösung bewährt. Von den im Handel käuflichen,
gepressten Gelatineblättern werden $1^1/_2$ Blatt in kaltem Wasser
eingeweicht und in ein mit Glasstöpsel verschliessbares breithalsiges
Gefäss getan. Dazu kommen 30 g warmen Wassers und 10 g Glycerin.
Das Gemisch wird so lange erwärmt, bis völlige Lösung eingetreten
ist und dann geschüttelt. Die dabei entstehenden Blasen beseitigt
man dadurch, dass die Lösung weiter bis zum Verschwinden derselben
im Warmen gehalten wird. Um eine klare Lösung zu erhalten,
dürfen nur saubere Gelatineblätter sowie klares Wasser und Glycerin
benutzt werden. Zur Bereitung des Häutchens giesst man von der
Lösung in ein kleineres Gefäss ab. Hier lässt man die Flüssigkeit
sich ein wenig abkühlen, ohne sie völlig erkalten zu lassen, und
taucht nun den Ring ein. Nach Herausziehen der Ringplatte ist
in ihrem zentralen Loch ein dünnes Häutchen ausgespannt, das
sich um so dünner zieht, je mehr von der dem Ringrand noch
anhaftenden Gelatinelösung man mit den Fingern absaugt. Dabei
treten die Newton'schen Farbenerscheinungen auf. Es empfiehlt
sich von der dem Ring anhaftenden Lösung nicht zu viel abzu-
saugen, sondern nur so viel, bis die zwischen den Lochrändern ge-
spannte Haut plan und überall gleich dünn ist. Bei allzugrosser
Dünne wächst die Zerreisslichkeit und manchmal gelingt es erst
nach wiederholten Versuchen zu erreichen, dass das Häutchen hält.
Es hängt auch von dem Geschick des Experimentators ab, das
Häutchen bei grösster Dünne noch lebensfähig herzustellen. Hat
das zunächst flüssige Häutchen gehalten und ist es erst erstarrt,
dann hat es eine unbegrenzte Existenzdauer. Nach Wochen oder
Monaten ist es erwünscht das Häutchen zu erneuern, wenn es in-

folge der Austrocknung des Glycerins zu starr wird und an Empfindlichkeit verliert.

Das frischgezogene Häutchen bleibt zweckmässig 12—24 Stunden liegen, ehe es armiert wird, damit es sich mehr festigt. Will man die Einrichtung mit der festen Welle benutzen, so braucht nur der Ring mit der Gelatinehaut in die Kapsel eingesetzt zu werden. Rahmen mit Welle, Spiegelchen und Papierstreifen bleiben an Ort und Stelle. Es ist dann das ein wenig befeuchtete Näschen gegen die Membran zu führen, mit der es sofort verklebt. Die feste Welle ist also praktisch technisch sehr einfach zu handhaben, besonders deshalb, weil bei Erneuerung der Membrane das Spiegelchen nicht auch erneuert zu werden braucht.

Bei der zweiten Anordnung ist das Spiegelchen jedesmal von neuem dem Papier aufzukleben. Das Papier muss möglichst plan sein. Es wird auf die Ringplatte, die mit einer Spur Zedernholzöl befeuchtet ist, aufgelegt. Zur festen Verbindung mit der Membrane wird die Hinterfläche des oberen Papierpols ein wenig angefeuchtet.

Die Grösse der Spiegelchen, die aus Bruchstücken versilberter Deckgläschen bestehen, beträgt 1—1^1/$_2$ mm im Durchmesser. Das Aufkleben des Spiegelchens geschieht mit einer Spur eingedickten Zedernholzöls. Von der guten Lage des Spiegelchens überzeugt man sich am besten mit der Lupe.

Soll eine Herzschallaufnahme gemacht werden, so ist zuerst die Befestigung der Holzplatte auf der Herzgegend vorzunehmen. Hierauf wird die Schalldose gegen die Holzplatte geführt unter Kontrolle der Auskultation mittelst des Hörschlauches. Dann erfolgt die Verbindung des Rezeptors mit dem Registrierapparat durch den Gummischlauch bei weiter Trennung der Rohre T und T'. Der Patient befindet sich am besten in Rückenlage. Bei gleichzeitiger Venenpulsaufnahme ist Horizontallage anzuwenden.

Man nähert nun unter Drehen an der Schraube S (Fig. V) das Rohr T' zu T, bis das vom Spiegelchen reflektierte Strahlenbündel Ausschläge vollführt. Ueber den Grad der Herabsetzung der Dämpfung durch Annäherung der Rohre entscheidet der Einzelfall. Ich werde in einer besonderen Arbeit, die ich als IV. Teil dieser Monographie später beizufügen beabsichtige, auf die Registrierung des Herzschalls näher eingehen.

Was die Mitverzeichnung des arteriellen Pulses betrifft, so hat
sie im allgemeinen für die klinische Herzdiagnostik nur insofern
Sinn, als sich daraus für gewisse Fälle zeitliche Anhaltspunkte
ergeben und zwar für die praktische Registrierung dann, wenn Aus-
treibungszeit und Pause sich an ihrer Zeitdauer in der Tonkurve nicht
deutlich unterscheiden lassen und ferner bei der Geräuschregistrierung.
Den Radialpuls verzeichne ich in ähnlicher Weise, wie es von

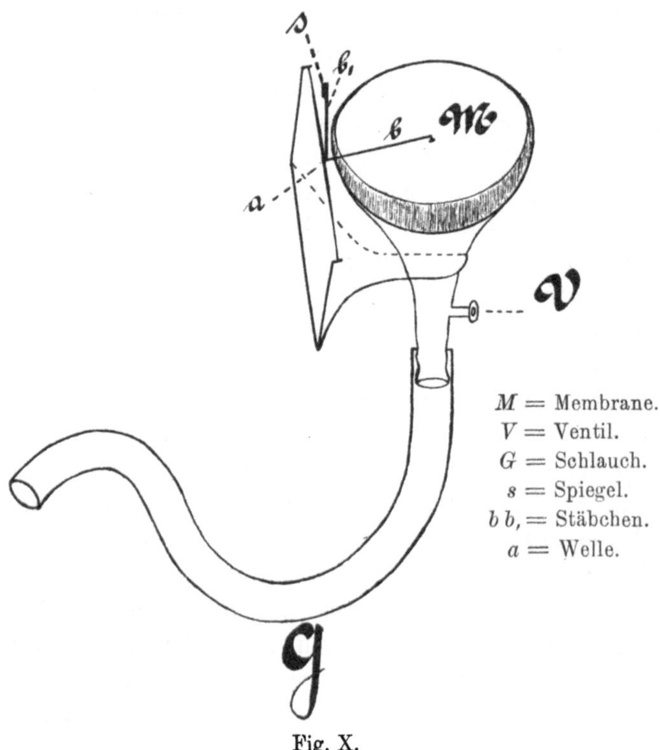

Fig. X.

O. Frank angegeben ist. Die Pulswelle wird mittest eines der
Radialis aufgedrückten Schlauchs abgenommen und auf eine feine
Gummihaut übertragen. Den Puls der Bauchaorta, dessen Registrierung ich für bestimmte Untersuchungen vornehme, nehme ich
durch Aufdrücken eines Trichters auf den Leib des Untersuchten
bei möglichst entspannter Bauchmuskulatur ab.

Die von mir benutzte Kapsel ist anders gebaut als die
Frank'sche; und zwar habe ich aus praktischen Gründen die
Kapsel so gewählt, wie sie Fig. X schematisch darstellt.

Am Rande der Kapsel in Niveauhöhe der horizontal liegenden Membrane ist eine auf feinsten Spitzen laufende zarte Welle montiert, deren Mitte zwei rechtwinklig zueinander stehende Stäbchen aufsitzen. Die Stäbchen sind untereinander und mit der Mitte der

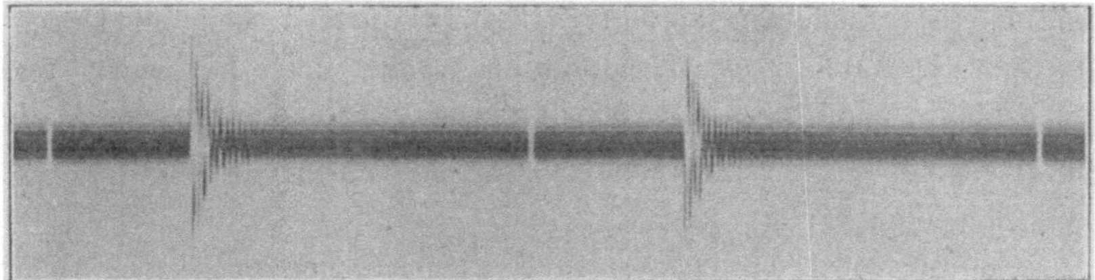

Kurve 16.

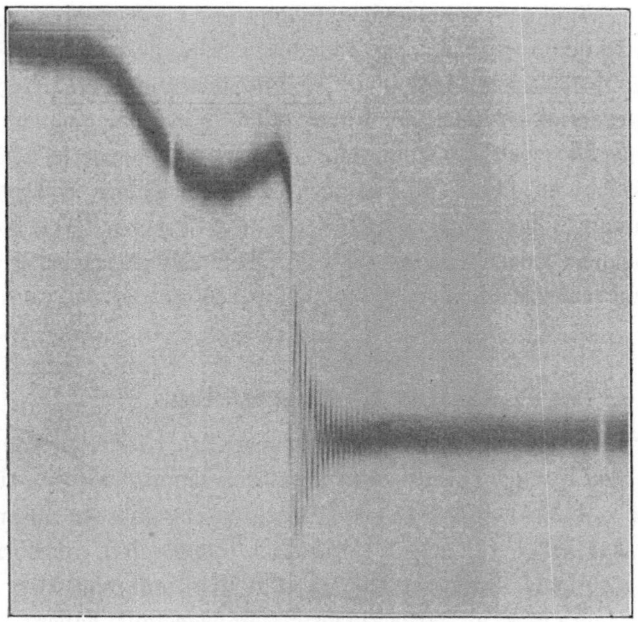

Kurve 17.

Welle fest verbunden. Die Anordnung der beiden Stäbchen geht aus der Skizze hervor.

Das horizontal liegende Stäbchen ist mit seinem freien Ende der Mitte der Membrane aufgeklebt. Das vertikale Stäbchen trägt an seinem oberen Ende ein Spiegelchen, das in der gewöhnlichen Weise den Puls auf einen Lichtstrahl überträgt. Bei dieser Anordnung ist die Membrane sehr wenig belastet, da das Gewicht der schwingenden Masse zum grössten Teil im Spitzenlager ruht. Praktisch ist die Kapsel insofern, als das Spiegelchen ein für allemal, auch bei Erneuerung der Membrane an Ort und Stelle bleibt. Die Befestigung der Membrane auf der Kapsel erfolgt mit Hilfe eines Spannrings. Die Eigenschwingungen der im Durchmesser 11 mm grossen Gummimembrane mit Stäbchen und Spiegelchen sind in Kurve 16 dargestellt. Sie wurden mit Hülfe der Quetschdose gewonnen, wie ich es Seite 20 für die Gelatinehaut beschrieben habe.

Die in Kurve 17 dargestellten Eigenschwingungen desselben Systems sind durch Vorwölbung der Gummihaut ausgelöst, wie ich es früher beschrieben habe[1]). Mit Hülfe eines am Stäbchen b befestigten Fadens wird die Gummihaut in vorgewölbtem Zustande gehalten und aus diesem Zustande durch Durchbrennen des Fadens plötzlich losgelassen, Ich nahm diesen letzteren Versuch vor, um die Zuverlässigkeit der Auslösung der Eigenschwingungen durch die Quetschdose zu kontrollieren. Die von mir benutzte Pulskapsel eignet sich gut für den Versuch der Vorwölbung. Die Eigenschwingungen liegen, wie Kurven 16 und 17 zeigen, (vgl. die Zeit, die in beiden Kurven dieselbe ist — $^1/_3$ Sekunde von einer Schattenmarke zur nächstfolgenden —) bei fast 250 in der Sekunde.

C. Das Kymographion.

Zur Aufzeichnung der Bewegungsvorgänge habe ich ein photographisches Kymographion konstruiert, das ich im Jahre 1910 kurz beschrieben habe[2]). Ich gebe die Beschreibung hier im Zusammenhange ausführlicher unter Berücksichtigung der angebrachten Neuerungen und Vereinfachungen, die sich während des mehrjährigen Gebrauchs als zweckmässig herausgestellt haben. — Die Einrichtung bei meinem Kymographion, sogenanntes endloses Papier zum Ablauf zu bringen, macht es überflüssig, für jede neue Aufnahme neues photographisches Papier einzusetzen. Man kann viel-

---

1) R. Ohm, Die Verwendung eines Gelatinehäutchens für die Registrierung des Herzschalls. Zeitschr. f. exp. Pathol. u. Ther. 1912. Bd. 11.

2) R. Ohm, Ein Apparat für photographische Registrierung von Bewegungsvorgängen. Münchener med. Wochenschr. 1910. Nr. 28.

mehr auf einmal einen grösseren Papiervorrat in den Apparat hineinbringen und beliebig viel Aufnahmen hintereinander machen. Es können Papierrollen bis zu ca. 50 m Länge eingesetzt, und diese Rollen können in verschiedenen Breiten bis zu 20 cm benutzt werden. Das Papier in Bewegung zu setzen, dessen Gang regelmässig und gleichmässig sein soll, bezwecken die Kymographien im allgemeinen. Von solchen Kymographien aber, die photographisches Papier endlos zum Ablauf bringen, ist im Interesse der Sparsamkeit besonders zu fordern, dass möglichst nur soviel Papier abläuft, als zur Verzeichnung der Kurve notwendig ist. Ich habe daher bei der Konstruktion darauf Bedacht genommen, dass die Fortbewegung des Papiers mit der dauernd anhaltenden gleichmässigen Geschwindigkeit einsetzt und im gewünschten Moment augenblicklich sistiert wird. Damit wird so viel Papier gespart, als sonst von der Anfangsgeschwindigkeit bis zum Eintritt gleichmässigen Ablaufs verbraucht würde. Denn das in diesem Zeitraum bewegte Papier würde mit zunehmender Geschwindigkeit laufen, bei einem „endlosen" Kymographion daher für die Registrierung unbrauchbar sein. Dasselbe gilt, wenn das Papier nicht sofort durch plötzliche Arretierung, sondern allmählich zum Stillstand kommen würde. Aus der Beschreibung der Konstruktion wird des näheren hervorgehen, in welcher Weise dieser Papierablauf erreicht wird. Der Apparat gestattet mit verschiedenen Geschwindigkeiten zu arbeiten, je nachdem die Kurven steiler oder flacher geschrieben werden sollen.

Das Kymographion stellt einen luftdichten, viereckigen Kasten dar (siehe Fig. XI), der in zwei Räume zerfällt, von denen der eine *A* das auf einer abnehmbaren Rolle *a* aufgewickelte photographische Papier, sowie die das Papier transportierenden Hohltrommeln *b* und *c* enthält, der andere *B* die Kassette darstellt, die das belichtete Papier aufnimmt. Beide Räume sind durch einen verschliessbaren Spalt miteinander verbunden. Die spaltförmige Oeffnung kann durch den Schieber *s* geschlossen werden. Dieser Schieber dient gleichzeitig als Abschneidevorrichtung für das Papier und trägt zu diesem Zweck ein gezahntes Messer, das in eine gegenüberliegende schmale Rast geführt wird (siehe Fig. XI). In den Hauptkasten *A* ragen von dem Spalt zwei senkrecht stehende Wände, die einen als Papierführung dienenden schmalen

Gang *o* herstellen und fast bis an die Peripherie der beiden Trommeln
heranreichen. Die beiden Trommeln sind verschieden gross und
bewegen sich um eine vertikale Achse, die kleinere Trommel wird
durch Federn an die grössere gedrückt. Die Höhe der Trommel *b*
beträgt 20 cm. Zum Einsetzen der Papierrolle dient die seitliche
Tür *T* in der Kastenwand. Die vordere Tür T_1 besitzt in der

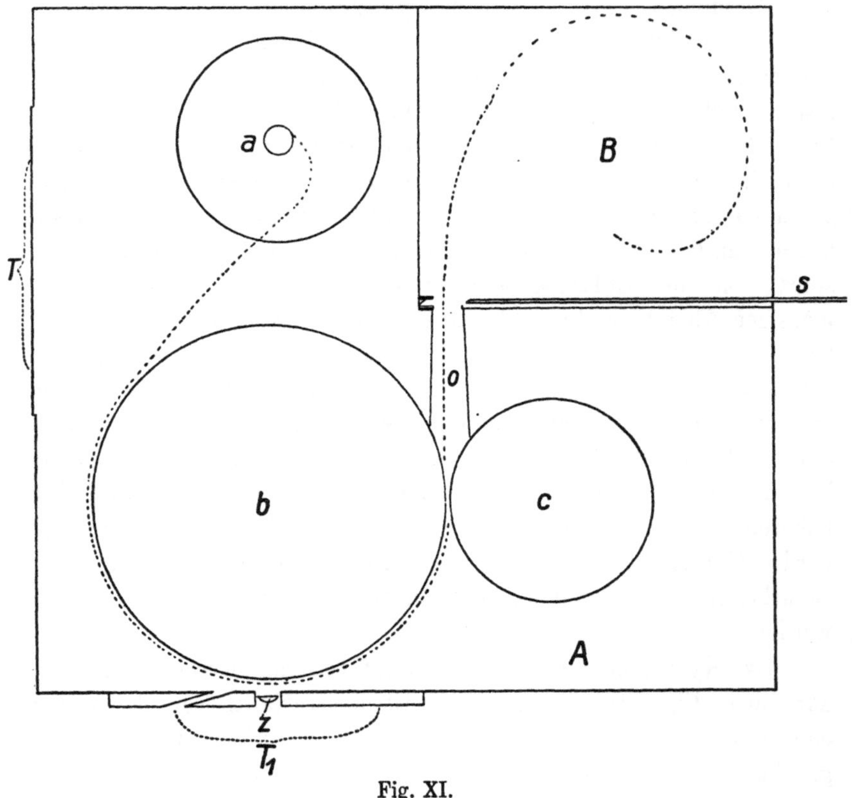

Fig. XI.

Mitte einen der Höhe der Trommel *b* entsprechend langen senkrechten Spalt, in den die Zylinderlinse *z* eingelassen ist. Durch
sie fallen die Lichtstrahlen auf das die Trommel umspannende
Papier.

Zur scharfen Einstellung der Linse dienen Stellschrauben,
die aussen an der Tür sichtbar sind. Um die Einstellung beob-
achten zu können, ist ein seitliches Spaltfenster in der vorderen
Kastenwand angebracht. Sowohl dieses Beobachtungsfenster, als

auch der Spalt für die Linse sind durch Deckel verschliessbar.
Einen früher an dem Apparat vorhandenen Spaltverschluss, der sich
im Moment des Beginns der Aufnahme öffnete und in dem Augen-
blick der Beendigung schloss, habe ich, weil überflüssig, entfernt.

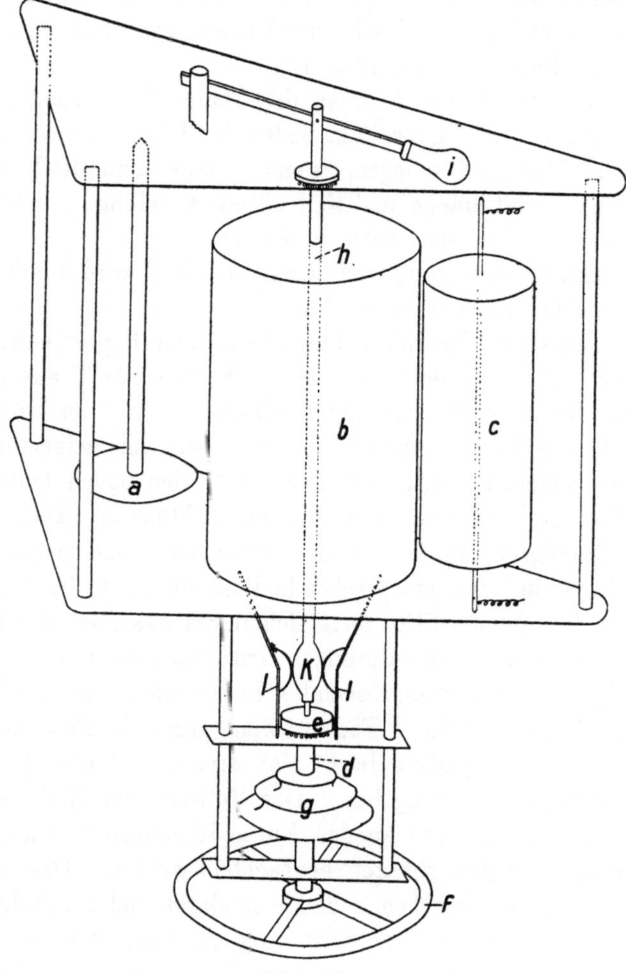

Fig. XII.

Unter dem Kasten und zwar mitten unter der Trommel b
befindet sich eine um die Vertikale drehbare Achse d (siehe Fig. XII),
die oben eine kleine Scheibe e, unten ein Schwungrad f und in der
Mitte eine Stufenscheibe g trägt.

Die Achse hat eine zentrale Bohrung, die dem Zentrum der unteren Fläche der Trommel b entspricht. Boden und Dach der Trommel b sind ebenfalls zentral durchlocht.

Die Löcher der Trommel und die Zentralbohrung der Achse liegen übereinander und dienen zur Aufnahme einer Stange h, die vermittelst eines auf dem Dache des Kastens angebrachten Hebels i in vertikaler Richtung verstellbar ist.

Oberhalb der Achse d ist an der Stange h ein runder Keil k befestigt, gegen den sich zwei am Boden der Trommel b angebrachte starke Metallfedern l anlegen, wenn Stange und Keil abwärts geführt sind. Sind Stange und Keil aufwärts geführt, so liegen die Federn der Scheibe e der Achse d fest an.

Die Aufwärtsbewegung von Stange und Keil wird durch Stellen des Hebelgriffs i nach oben bewirkt.

Das Einsetzen der mit lichtempfindlichem Papier bewickelten Rolle a (Fig. XI) geschieht von der geöffneten Tür T aus im verdunkelten Raum nach Art der Kodakfilms. Ein im Boden des Kastens befindlicher drehbarer, in das Innere mit seinem eckigen Ende vorspringender Stift, setzt sich durch den Boden hindurch in eine Kurbel fort, die unter dem Apparat sichtbar ist. Diese Kurbel dient als Handgriff zum Drehen des Stiftes bis derselbe mit seinem eckigen Kopf in eine entsprechende Rast unten in die Rolle einschnappt. Ein zweiter Stift setzt sich durch das Dach des Kastens nach aussen in einen knopfförmigen Griff, nach innen in eine Spitze fort, welche in ein entsprechendes Lager oben auf der Rolle a passt. Der Stift wird durch Federwirkung gegen die Rolle gedrückt. So kann die Rolle spielend leicht sich drehen und dem geringsten Zug an dem Papier nachgeben. Das Rotieren der Rolle während der Papierbewegung kann an den Kurbeldrehungen in einem unter den Apparat gelegten Spiegel beobachtet werden. Das um die Trommel b herum, zwischen b und c hindurch und durch den Gang geführte Papierende wird so weit vorgeschoben, dass es eben in die Kassette hereinragt. Um zu vermeiden, dass das Papier bei seiner Einführung einen falschen Weg nimmt, krümmt man das freie Ende möglichst gerade, indem man es mit der Hand in einem der Papierkrümmung entgegengesetzten Sinne biegt.

Die Einführung geschieht im Dunkeln bei geöffneten Türen des Apparates und offener Kassette.

Soll zur Aufnahme das Papier in Bewegung gesetzt werden, so wird zunächst die Achse *d* durch das Triebwerk vermittelst einer Uebertragungsschnur in Umdrehungen versetzt, wobei der Hebel *i* abwärts gerichtet ist. Dadurch ist, wie oben erwähnt, bewirkt, dass infolge der Anpressung der Federn *l* an den Keil *k* die Achse leer läuft. Man lässt die Achse so lange laufen, bis die dauernd gleichbleibende Geschwindigkeit erreicht ist. Das Schwungrad *f* gewährleistet dabei einen gleichmässigen Lauf der auf Kugeln gelagerten Achse.

Nun wird durch Heben des Hebels *i* der Keil *k* nach oben geführt.

In diesem Moment pressen sich die Federn *l* der Trommel fest an die Scheibe *e* der sich drehenden Achse an. Die Trommel *b* wird mitgenommen, und zwar dreht sie sich von vornherein mit der Geschwindigkeit der Achsendrehung. Sie nimmt die federnd ihr anliegende Trommel *c* mit und bewirkt so, dass das Papier in dauernd gleichem Tempo fortbewegt wird. Zur Beendigung der Aufnahme wird durch Senken des Griffs *i* der Keil *k* nach abwärts geführt. Die Achse *d* läuft wieder leer. Die plötzlich wieder hergestellte feste Verbindung zwischen den Trommelfedern und dem Keil verhindert, dass die Trommel und damit auch das Papier vermöge der Trägheit sich noch weiter bewegen können.

Vor der Trennung des belichteten Papiers vom unbelichteten muss man das Papier noch eine kurze Strecke weiter laufen lassen, damit auch diejenige belichtete Papierstrecke in die Kassette gelangt, die von der Zylinderlinse bis zum Kasetteneingang reicht. Die Trennung des Papiers selbst wird durch Vorschieben des Schiebers *s* mit seinem gezahnten Messer bewirkt (siehe Fig. XIII). Nach dem Durchschneiden ist durch Zurückziehen des Messers der Spalt gleich wieder frei zu machen. Die das belichtete Papier bergende Kassette war früher abnehmbar eingerichtet. Das hat sich als nicht nötig herausgestellt, da die Untersuchungen in einem verdunkelten Raum vorgenommen werden. Das Papier kann dann aus dem Apparat herausgenommen und in einem lichtgeschützten Karton oder einfach in schwarzes Papier eingewickelt zum photographischen Atelier gebracht werden, sofern man nicht in dem Untersuchungraum selbst die Kurven entwickeln will.

Zu einer neuen Aufnahme ist nun weiter nichts nötig als das Papier, welches jetzt bis zum Kasetteneingang reicht, ein wenig vorlaufen zu lassen, bis es wieder etwa 1 cm weit in die Kassette hineinragt.

In der beschriebenen Weise wickelt sich die Papierrolle, wenn sie nicht zu breit ist, und eine nicht allzu lange Strecke ablaufen soll, glatt ab. Selbst Stauungen des Papiers in der Kassette, hervorgerufen dadurch, dass der Papierstreifen anstatt seiner alten Krümmung entsprechend von selbst wieder Rollenform anzunehmen sich in Falten legt, haben dann gewöhnlich keinen störenden Einfluss auf die Abwicklung. Wenn aber eine breitere Papierrolle ablaufen soll, dann ist eine besondere Vorrichtung notwendig, welche das Papier in der Kassette selbsttätig wieder aufrollt, damit störende Papierstauungen in dem Kassettenraum, die den Papierablauf unter Umständen völlig hemmen würden, mit Sicherheit vermieden werden.

Die Versuche, eine geeignete Vorrichtung hierfür zu finden, waren mit Schwierigkeiten verbunden und führten auch anfänglich nicht zum Ziel.

In vollkommener Weise hat sich mir endlich ein Prinzip bewährt, bei dem das Papier in der Kassette durch den Fall eines mit ihm verbundenen Gewichtes aufgerollt wird, in der Weise, dass das Papier selbst, so weit es in die Kassette gelangt ist, den Fall des Gewichtes reguliert. Es fällt dabei das Gewicht immer nur um so viel, als Papier in die Kassette gelangt. Die Zugkraft des Gewichts kann nur auf den Teil des Papiers wirken, der sich diesseits der beiden Trommeln befindet. Das Papier jenseits der Trommeln bleibt von dem Gewichtszug unbeeinflusst, weil der Druck, mit dem die Trommel c das Papier gegen b drückt, grösser ist, als die Zugkraft des Gewichts. Ich mache von der Einrichtung stets Gebrauch, sobald die Papierrolle mehr als etwa 5 cm breit ist. Mit der grössten Sicherheit und beliebig grosser Geschwindigkeit lässt sich auf diese Weise Papier von sehr grosser Breite und in beliebig langen Strecken aufrollen. Die Vorrichtung ist folgendermassen konstruiert (s. Fig. XIII). Der Boden der Kassette ist in der Mitte durchbohrt. Die Bohrung dient zur Aufnahme einer hohlen Welle, die unter dem Boden des Kastens auf Kugeln gelagert ist. Das obere Ende der Hohlwelle schneidet mit dem Kassettenboden ab.

In die Welle wird ein Zylinder eingesteckt, der mit einem Längsschlitz zum Einstecken des Papiers versehen ist. Unter dem

Kasten setzt sich die Welle in eine Rolle fort, auf welcher starker
Faden aufgewickelt ist.

Dieser wird aussen am Apparat an einer Stange hochgeführt,
dort, wo sein Weg um Ecken geht, über kleine Rollen geleitet und
oben mit einem Gewicht belastet. Das Anhängen des Gewichts
geschieht erst, wenn das photographische Papier in den Schlitz des
Zylinders gesteckt ist. Hierbei geht naturgemäss etwas mehr
Papier verloren, als wenn ohne Aufrollvorrichtung gearbeitet wird.

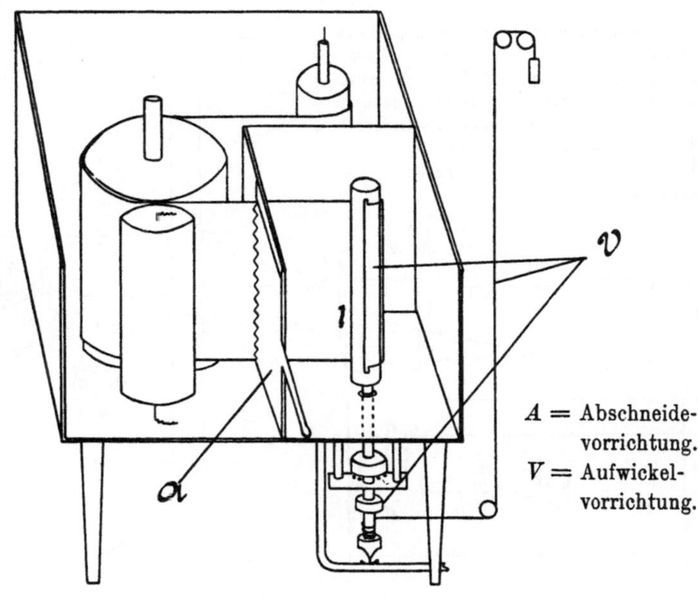

Fig. XIII.

Denn zu der von der Linse bis zum Kassetteneingang reichenden,
also für die Registrierung schon verlorenen Papierstrecke kommt
noch das Papier hinzu, das bis zum Zylinder reicht. Um diese
Papierstrecke zu sparen ist der Zylinder neuerdings mit einem
Stück steifer Leinwand versehen, dessen freier Rand durch Klemmen
mit dem photographischen Papier verbunden wird.

Das mit dem Zylinder fest verbundene Papier hält durch seine
Ausspannung der Belastung das Gleichgewicht.

Das Gewicht sinkt, sobald das Papier in die Kassette läuft.
Hierbei wickelt sich das Papier an dem Zylinder auf, da die Zugkraft des Gewichts das Papier dauernd in Spannung hält. Vor

dem Abschneiden des Papiers muss das Gewicht erst abgehängt werden, da es durch die Papiertrennung seines Haltes beraubt wird.

Anordnung und Zentrierung.

Die Anordnung der einzelnen Apparate ist aus der Uebersichtszeichnung (Fig. XIV) zu ersehen. Die Registrierorgane mit ihren Spiegelchen befinden sich an einem Stativ befestigt übereinander im Bereiche des senkrechten Strahlenbandes.

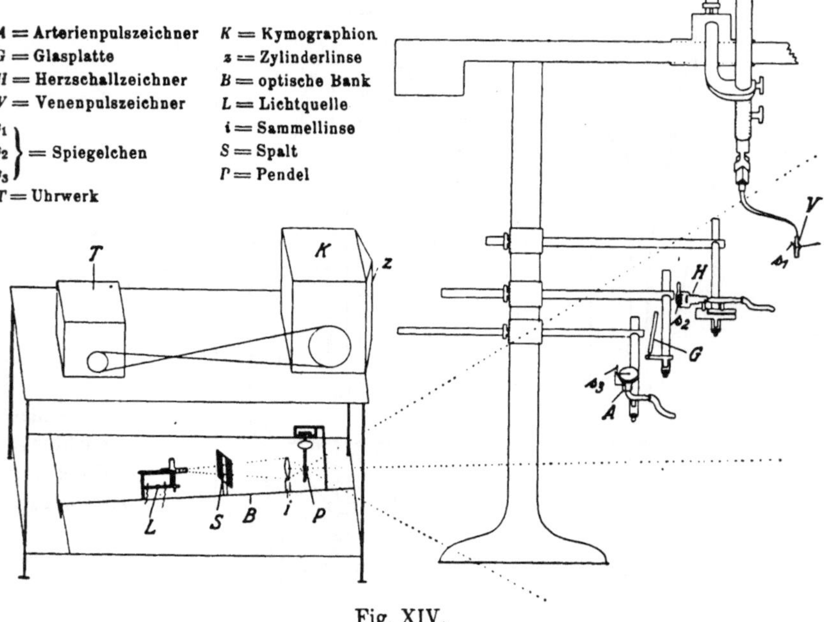

Fig. XIV.

Kymographion und Triebwerk stehen auf einem länglichen, schmalen Tisch. Unter der Mitte des Tisches ist der Länge nach eine optische Bank montiert, die zur Aufnahme der verstellbar eingerichteten Optik dient. Zur Erleichterung exakter Einstellung der von den Spiegelchen reflektierten Strahlenfleckchen empfiehlt sich eine möglichst genaue Zentrierung des optischen Systems. Hierzu geht man zweckmässig in einer bestimmten Reihenfolge vor. Der Lichtbogen der Lampe muss genau über der Mitte der optischen Bank liegen. Die Linse vor dem ebenfalls lotrecht über der Mitte der Bank stehenden Spalt ist so zu richten, dass das Strahlenband in der Verlängerung der optischen Bank entworfen wird.

Der Strahlensammelpunkt kommt dabei gleichfalls über der Mitte der Bank zu liegen. Dann wird die Pendelstange, die mit feinen Spitzen auf Achatsteinen gelagert ist, so eingestellt, dass sie in der Ruhelage genau im Brennpunkt der Linse hängt, also alles Licht verdeckt. Es hat sich als zweckmässig herausgestellt, das Strahlenband so zu wählen, dass es in 1 Meter Entfernung von der Sammellinse eine Breite von etwa 1 cm hat. Das erreicht man durch Verstellen des in seiner Weite regulierbaren Spaltes. Dann wird die Glasplatte so gedreht, dass die von ihr reflektierte Lichtlinie in die Ebene des entworfenen Strahlenbandes fällt, was man auf einer Mattscheibe oder einem Blatt weissen Papiers kontrollieren kann. Bei den Drehungen der Glasplatte ist darauf zu achten, dass der reflektierende Glasstreifen mitten im Strahlenbande bleibt. Abweichungen aus der Mittellage nach links oder rechts beim Drehen sind durch Seitenverschiebung der die Glasplatte tragenden Stellvorrichtung zu korrigieren.

In gleicher Weise stellt man die von den Registrierspiegelchen reflektierten Strahlenbündel ein, und zwar so, dass sie in die von der Glasplatte entworfene helle Linie fallen. Zuletzt richtet man das Kymographion auf dem Tisch so, dass das von Glasplatte und Spiegelchen reflektierte Licht durch die Zylinderlinse auf das Papier fällt. Dabei ist darauf zu achten, dass die Mitte der Linse der Länge nach getroffen wird und dass sie frontal richtig steht. Wenn in dieser Weise vorgegangen ist, brauchen zur exakten Einstellung auf dem Papier nur noch geringste Korrekturen vorgenommen zu werden. Denn mathematisch genau braucht die Zentrierung nicht durchgeführt zu sein. Es kommt nur darauf an, sich durch möglichste Genauigkeit die Einstellung bequem zu machen. In dieser einmal ausgerichteten Weise bleibt das Instrumentarium unverändert stehen.

Latenzprüfung.

Da Venenpuls, Herztöne und Arterienpuls mit verschiedenen Methoden verzeichnet werden, so ist der Nachweis der Gleichwertigkeit der Methoden erforderlich, damit die aufgezeichneten Bewegungsvorgänge miteinander verglichen werden können. Die Gleichwertigkeit der Methoden habe ich in folgender Weise geprüft.

Der Schallplatte eines Bianchi-Phonendoskops wurde das Stäbchenende des Venenpulszeichners aufgeklebt.

Die beiden Schallöffnungen des Phonendoskops wurden durch
Schläuche mit dem Herzschall- und dem Arterienpulszeichner ver-
bunden. Die von den Spiegelchen der drei Registrierorgane reflek-
tierten Strahlenbündel wurden in der geschilderten Weise in der
Lichtlinie übereinander auf dem Papier eingestellt. Während des
Papierablaufs wurde die Schallplatte kurz angeschlagen. Der
Impuls überträgt sich, wie die Aufnahme in Kurve 18 zeigt, gleich-
zeitig auf alle drei Registrierspiegelchen.

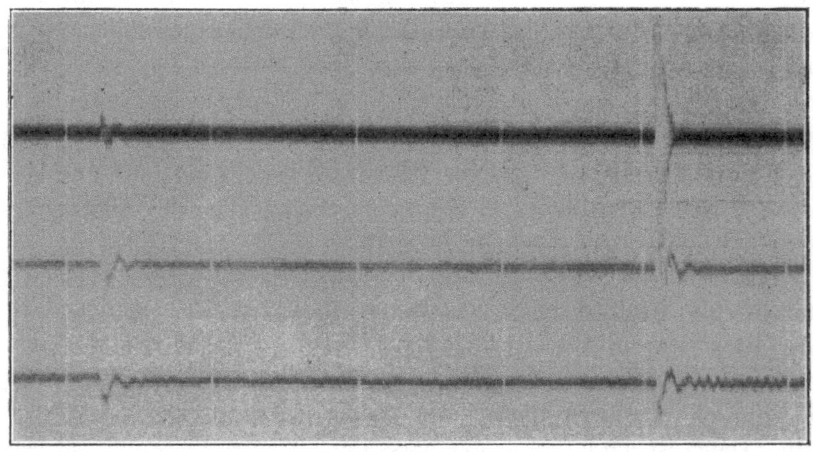

Kurve 18.

Da sich also die Methoden als gleichwertig erweisen, so ist
bei den aufgezeichneten Bewegungsvorgängen nur noch die im Kreislauf bestehende Wellenfortpflanzungszeit zu berücksichtigen, das
heisst die Zeit, welche die zentral durch die Herztätigkeit erzeugten
Bewegungsvorgänge brauchen um sich in den Gefässen peripher-
wärts bis zur Registrierstelle fortzupflanzen. Die Fortpflanzungs-
geschwindigkeit der Wellen in demselben Gefässrohr ist aber die
gleiche. Die könnte sich nur ändern bei nennenswerter Aenderung
des Blutdrucks. Das spielt aber während einer Aufnahme praktisch
keine Rolle, am allerwenigsten bei der Vene, in der der Druck
überhaupt sehr gering ist.

(Die Einrichtung ist sowohl im Ganzen als auch in einzelnen Teilen
lieferbar und zu beziehen bei Herrn Universitätsmechaniker Walter Oehmke,
Berlin NW., Luisenstrasse 21.)

III. Der Venenpuls als Manometer.

Die Pulsationen in den Jugularvenen werden durch Atmung und Herztätigkeit erzeugt. Was die Atmung betrifft, so erfolgt bekanntlich bei Inspiration unter Kollabieren der Venen ein stärkerer Blutabfluss zum Thorax, eine Folge der mit der Erweiterung des Brustkorbs verbundenen Druckerniedrigung, woraus eine Ansaugung resultiert.

Umgekehrt erschwert bzw. hemmt der mit der Exspiration verbundene Druckzuwachs den Abfluss und lässt die Venen anschwellen. Besonders bei forcierter Atmung tritt der wechselnde Füllungszustand der Jugularvenen deutlich hervor.

Ueber die Bedeutung der Atmungsexkursionen des Venenpulses ist bereits auf S. 5 der Einleitung die Rede gewesen, sowie von der Notwendigkeit, sie erkennen und so auch ausschliessen zu können, um die Kurve als Manometerkurve des Herzens zu bewerten. Das ist, wie ich in meiner Arbeit „Venenpuls und Herztöne"[1]) darlegte, mit meiner Methode in zuverlässiger Weise möglich. So zeigt Kurve 19 die bei gewöhnlicher Atmung registrierten groben Atemschwankungen des Venenpulses.

Auch in Kurve 20 sind die Atemschwankungen deutlich zu erkennen, obwohl der Untersuchte sich nicht bewusst war, zu atmen.

Oft kommt es vor, dass der zu Untersuchende die Atmung auf Aufforderung zwar anhält, aber seinen intrathorakalen Druck durch Pressen dauernd etwas erhöht, wobei die Jugularvenen langsam beständig anschwellen. Eine solche Presskurve stellt Kurve 21 dar.

---

1) R. Ohm, Venenpuls und Herztöne. Deutsche med. Wochenschr. 1913. Nr. 31.

Diese Beispiele zeigen den grossen Einfluss, den die Druckänderungen im Thorax auf die Blutströmung in den Jugularvenen
haben, auf der einen Seite im Sinne einer Beschleunigung, auf der
anderen im Sinne einer Erschwerung. Die Beispiele illustrieren
ferner die sichere Erkennbarkeit des Einflusses der Atmung und
des Pressens auf den Venenpuls aus den mit meiner Methode
gewonnenen Kurven.

Es ist nun leicht der folgenden Kurve 22 anzusehen, dass sie
im respiratorischen Stillstand geschrieben ist, dass sie auch den
typischen, durch Pressen erzeugten Anstieg nicht aufweist. Die
hier verzeichneten Schwankungen werden also von der Herztätigkeit
herrühren.

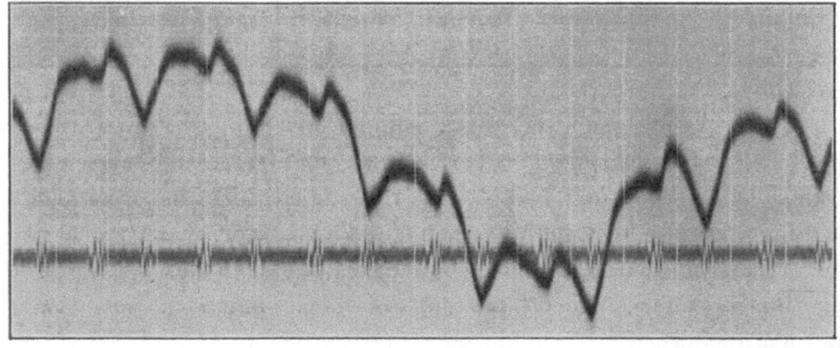

Kurve 19.

Ehe ich näher darauf eingehe, möge die Frage erörtert werden,
ob der Venenpuls als Manometer die Schwankungen des Herzens
zuverlässig aufzeichnet.

Schon in der Einleitung (S. 1 u. 2) habe ich darauf hingewiesen,
dass der Venenwand alle die anatomischen Eigenschaften fehlen,
die beim Arterienpuls die Pulsform beeinflussen. In dieser Beziehung ist die Jugularvene als Manometer praktisch durchaus
geeignet.

Es fragt sich aber, ob Eigenschwingungen und Reflexionserscheinungen die Gestalt der Kurve verändern. Ich habe die Frage
an einer der menschlichen Leiche ausgeschnittenen Vene experimentell
studiert und werde auf die Ergebnisse der Versuche weiter
unten nach der Besprechung des normalen Venenpulses zurückkommen.

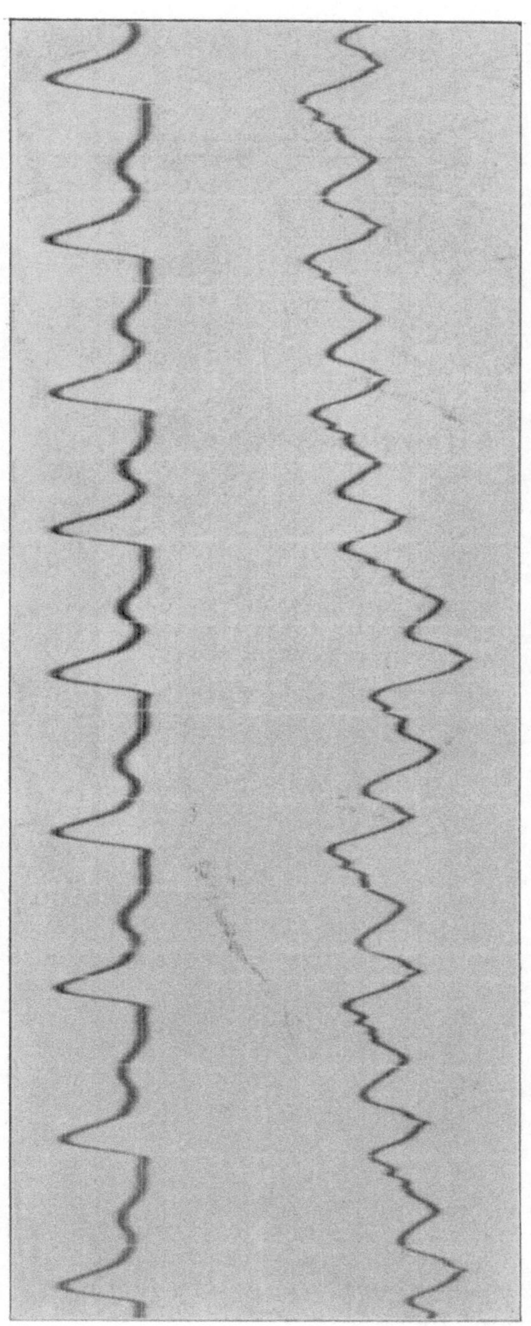

Kurve 20.

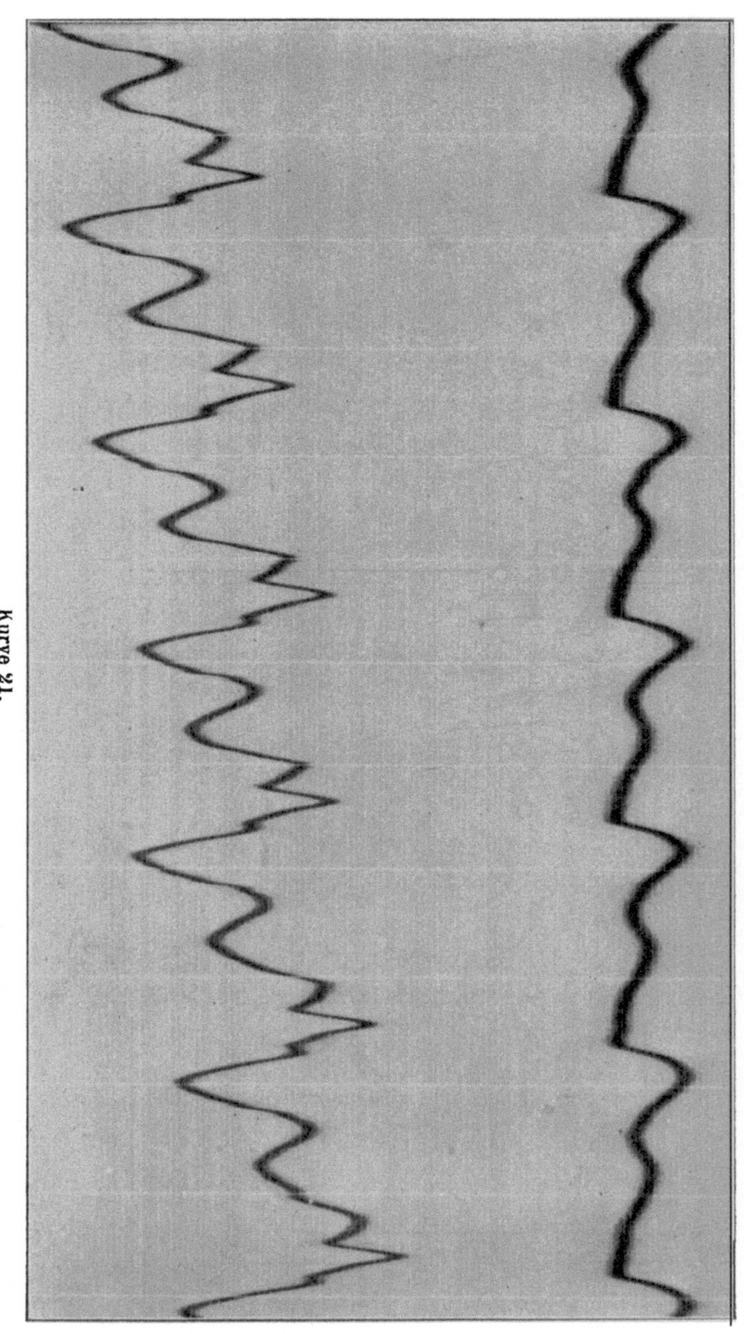

Kurve 21.

Es war weiter zu prüfen, ob nicht die der Jugularvene wie allen Flüssigkeitsmanometern innewohnende Trägheit die Zuverlässigkeit der Manometerwirkung beeinträchtigt. Um das zu untersuchen, musste durch Ausmessungen festgestellt werden, ob die in respiratorischem Stillstande gleichzeitig mit den Tönen gezeichneten Schwankungen des Venenpulses den sie erzeugenden Momenten der Herzrevolution zu folgen in der Lage sind.

Bei der Ausmessung der Kurven muss man in bestimmter Weise vorgehen und folgendem Umstande Rechnung tragen. Die verschiedenen Herzrevolutionen sind bei ein und demselben Menschen nicht ganz genau gleich lang. Diese Ungleichmässigkeiten liegen an der nicht ganz gleichen Länge der Diastole. Die Systole dagegen verhält sich annähernd gleichmässig.

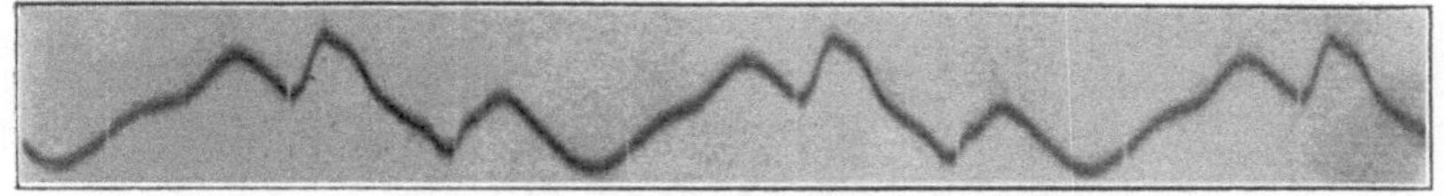

Kurve 22.

So zeigt z. B. Kurve 23 die Systole in drei verschiedenen Phasen gemessen völlig gleich lang (vergleiche die Stimmgabelschwingungen einer 100 mal in der Sekunde schwingenden Stimmgabel).

Um nun die einzelnen Wellen des Venenpulses in ihrem zeitlichen Verhalten zu den Tönen miteinander zu vergleichen, gehe ich z. B. folgendermassen vor (vgl. Kurve 23).

Ich nehme die Entfernung vom Beginn des ersten Tons bis zum Beginn des nächstfolgenden ersten Tons und weiter in derselben Weise die Entfernung dieses ersten Tons wieder zum nächstfolgenden ersten Ton. Diese beiden Entfernungen sind in Kurve 23 durch die punktierten Linien *a* und *b* markiert. Als Beginn der Töne markiere ich mir z. B. die erste nach unten gerichtete scharfe Zacke so, wie es die die Systole und Diastole markierenden Horizontalstriche andeuten. Vergleicht man Phase *a* mit *b*, so ergibt sich aus der Stimmgabelkurve, dass *b* $^4/_{100}$ Sekunden länger dauert als *a*, d. h., dass, da die Systolen gleich sind, die Diastolen $^4/_{100}$ Sekunden differieren. Vergleicht man nun die Entfernung

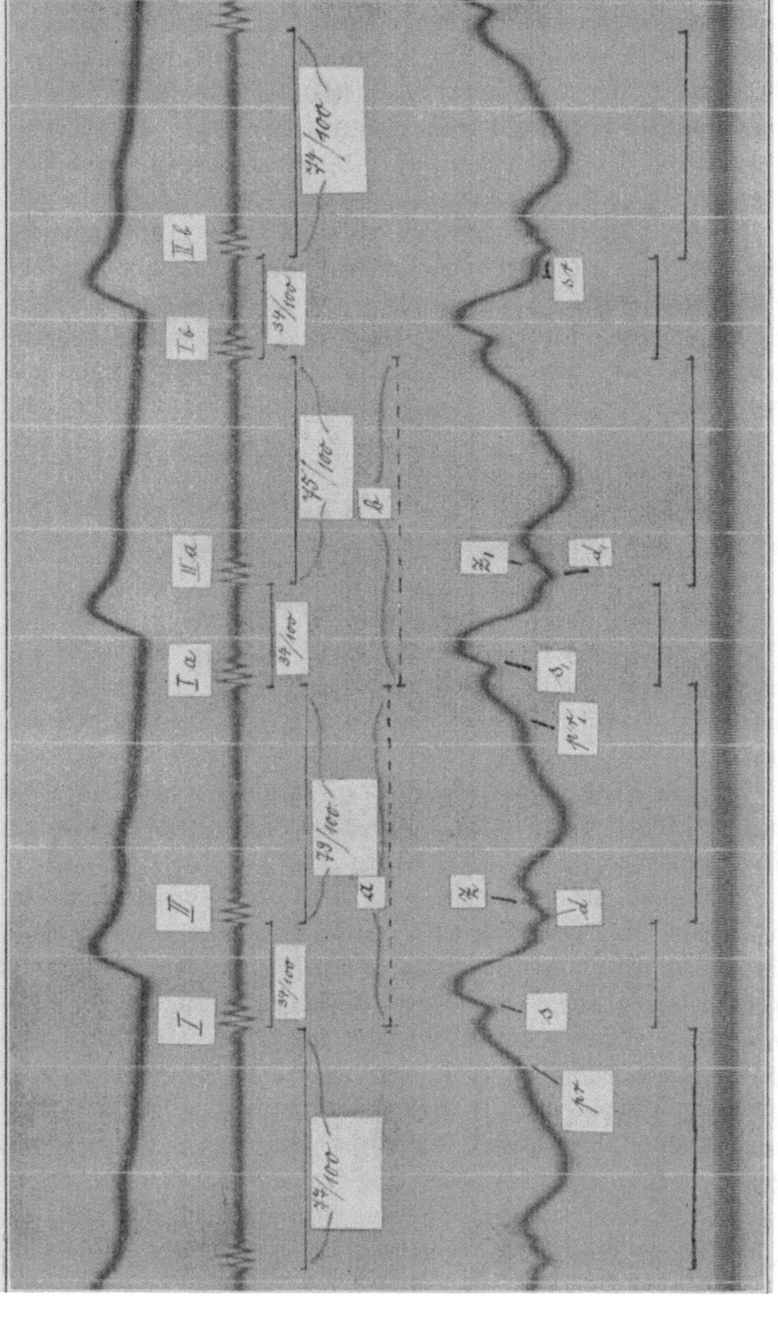

Kurve 23.

zwischen dem Fusspunkt der Welle *s* und dem Beginn des nächsten
ersten Tons I*a* in Phase *a* mit der Entfernung zwischen dem Fusspunkt der Welle *s,* und dem Beginn des nächsten ersten Tons I*b*
in Phase *b,* so ergiot sich dieselbe Differenz wie in den beiden
genannten Phasen, nämlich $^4/_{100}$ Sekunden.

Genau dieselbe Differenz ergibt sich, wenn man die Entfernung
zwischen dem Fusspunkte der Welle *d* und dem Beginn des nächsten
ersten Tons *Ia* vergleicht mit der Entfernung von *d,* und dem
nächsten ersten Ton *Ib.* Dasselbe ergibt der in der gleichen Weise
vorgenommene Vergleich des Zäckchens *z* mit *z,* und so fort.

Weiter erhält man die gleiche Differenz, wenn man vom Fusspunkt der dem Ton *I* vorangehenden, zu ihm gehörigen Vorhofwelle *pr* bis zum Beginn des Tones *Ia* misst und damit die Entfernung vergleicht vom Fusspunkt der Welle *pr,* mit dem Beginn
des Tones *Ib.* Mit anderen Worten, hält eine Herzrevolution
länger an, so nimmt auch gesetzmässig der Venenpuls daran teil.

Die Gesetzmässigkeit, mit welcher der Venenpuls den ihn
erzeugenden Momenten der Herzrevolution folgt und die bis auf
$^1/_{100}$ Sekunde genau ist, zeigt, dass die Trägheit die Manometerwirkung praktisch nicht beeinträchtigt.

Die Ausmessungen zeigen ferner, dass die Herztöne im
Vergleich zum Venenpuls etwas durchaus Konstantes Gleichmässiges
darstellen.

Der normale Venenpuls in respiratorischem Stillstand.

Beobachtet man bei gesunden Individuen in horizontaler Rückenlage und bei respiratorischem Stillstande den Venenpuls am Halse,
so sieht man, dass die Jugularvenen ihren Füllungszustand mit der
Herztätigkeit ändern, in der Weise, dass während der Systole die
Venen abschwellen und während der Diastole anschwellen. Diese
groben durch die Inspektion wahrnehmbaren Füllungsänderungen
treten auch bei der Aufzeichnung des Pulses als die markantesten
Erscheinungen hervor.

Die folgenden Besprechungen sollen sich mit der Analyse der
normalen Venenpulskurve beschäftigen.

Ich werde dabei unter Berücksichtigung der schon bekannten
Tatsachen die mit meiner Registriermethode gewonnenen Bilder zu
Grunde legen.

Der systolische Abfall.

Die erste markante Erscheinung an der in respiratorischem Stillstande gezeichneten Kurve ist der steile Abfall während der Systole (vgl. Kurve 24). Er entspricht dem erwähnten sichtbaren Kollaps der Vene.

Schon Riegel hat diese Erscheinung beschrieben[1]) und sie ist seitdem unter dem Namen „Systolischer Venenkollaps" be-

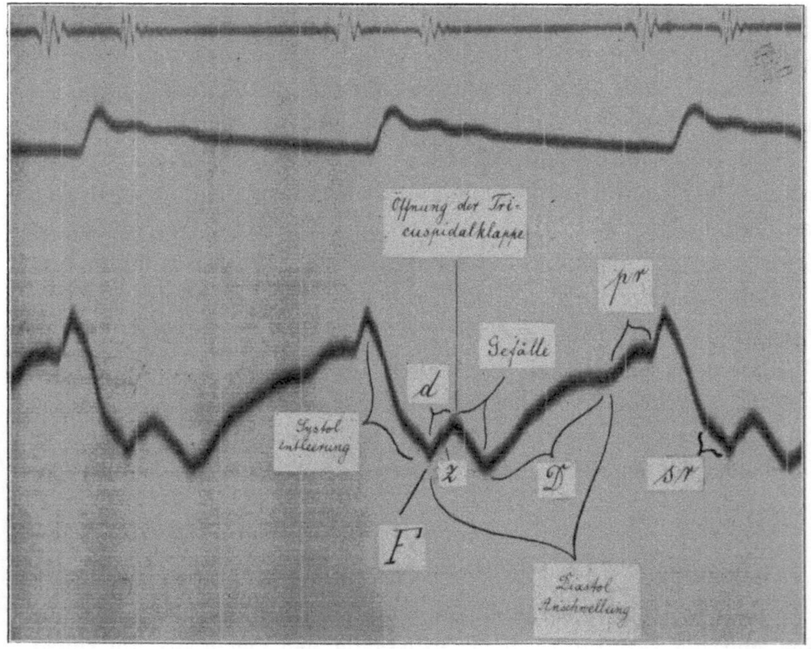

Kurve 24.

kannt. Der Umstand, dass der Senkung in der Venenpulskurve die Erhebung des arteriellen Pulses entspricht, hat zu der Bezeichnung „Negativer Venenpuls" geführt. Der Vergleich mit den Tönen zeigt, dass der Abfall etwas hinter dem I. Ton beginnt. Der Beginn entspricht, worauf ich noch zurückkommen werde, dem Beginn der Austreibung. Der Abfall endet mit dem Ende der Austreibung, das heisst etwas vor dem Beginn des II. Herztones.

1) F. Riegel, Ueber den normalen und pathologischen Venenpuls. Deutsches Arch. f. klin. Med. 1882. Bd. 31.

Der systolische Abfall erklärt sich bekanntlich durch thorakale Aspiration zur Zeit der Austreibung.

Denn mit der Austreibung verlässt ein gewisses Blutquantum den Thoraxraum, was zu einer Druckerniedrigung und damit zu einer thorakalen Aspiration führt[1]. Es wird aus den dem Herzen benachbarten Venen Blut in die rechte Vorkammer gesaugt.

Ob und inwieweit die systolische Aspiration noch unterstützt wird von der elastischen Vorhofdiastole, lasse ich dahingestellt.

Für die praktische Beurteilung der Manometerwirkung hat diese Frage kein besonderes Interesse.

Am Ende des systolischen Abfalls tritt eine kleine noch in die Systole fallende Schwankung *sr* auf. Diese ist der Effekt der Anfüllung des Vorhofs. Sie wird als Rückstauungswelle zur Peripherie reflektiert.

Die diastolischen Schwankungen.

Die zweite sinnfällige Erscheinung in der Kurve ist der Anstieg in der Diastole. Diese Erhebung entspricht dem der Beobachtung zugänglichen diastolischen Anschwellen der Jugularis.

Der Fusspunkt F des Anstiegs koinzidiert mit dem II. Herzton der Tonkurve.

Der Anstieg ist ferner noch durch einen kleinen Abfall unterbrochen und zwar kurz nach Beginn der Diastole. Es wird also der ganze diastolische Anstieg durch den kleinen Abfall in einen kleineren Anstieg d und in einen grösseren D getrennt (vgl. Kurve 24). Ueber die Herkunft der diastolischen Schwankungen des Venenpulses herrschte bisher keine Klarheit. Die verschiedenen Angaben über ihre Entstehung waren unbewiesene Vermutungen. Der Grund hierfür lag in dem Mangel der zeitlichen Festlegung des Beginns der Schwankungen.

Der Vergleich mit der Tonkurve wird ihre Analyse wesentlich erleichtern.

---

1) R. Tigerstedt, Lehrbuch der Physiologie des Menschen. 1907. Bd. 1. S. 226. — L. Landois, Lehrbuch der Physiologie des Menschen. 1896. S. 112: Die kardiopneumatische Bewegung. — J. Rihl, Ueber das Verhalten des Venenpulses unter normalen und pathologischen Bedingungen. Zeitschr. f. exp. Pathol. u. Ther. 1909. Bd. 6. S. 650.

Für das Verständnis der Dinge erforderlich sind gewisse Vorgänge bei der Herzrevolution, an die hier kurz erinnert sei.

Mit dem Beginn der Diastole stimmt zeitlich nicht genau der Beginn der Ventrikelfüllung überein. Es vergeht vielmehr ein Zeitteilchen, bis der Ventrikeldruck genügend gesunken ist, sodass durch Ueberwiegen des Vorhofdruckes die Trikuspidalklappe geöffnet wird. Erst dann fliesst Blut aus dem Vorhof in den Ventrikel und es stellt sich damit ein Gefälle von den Venen her ein.

Dieser Vorgang markiert sich in der Kurve als der kleine Abfall, der entsprechend der Zeit, zu welcher die Trikuspidalklappe geöffnet wird, etwas hinter dem Anfang der Diastole beginnt. Ich berechne die Zeit, die vom Beginn der Diastole bis zum Eintritt des Gefälles in der Vene verstreicht, auf $^1/_{10}$ Sekunde (vgl. die Stimmgabelkurve in Kurve 23).

Das Ende des Abfalls bedeutet nun natürlich nicht das Ende der Ventrikelfüllung, sondern es bedeutet lediglich, dass das Abströmen aus der Jugularis aufhört. Die Ventrikelfüllung, die ja eben erst begonnen hat, schreitet weiter; sie füllt die ganze Diastole aus. Das Blut in der Jugularis folgt also dem Gefälle vom Vorhof zur Kammer nur bis zu einer gewissen Grenze; von da an erfolgt kein Nachströmen mehr. Der Abfluss wird gehemmt oder wenigstens stark verlangsamt, und da von der Peripherie her kontinuierlich Blut fliesst, so staut die Vene an.

Der Grund für diese Aenderung der Blutströmung aus der Jugularis zum Thoraxraum kann nur in einer Aenderung des thorakalen Drucks liegen, dessen empfindliche Wirkung auf den Venenpuls wir bereits bei der Besprechung der Atmungskurve, der Presskurve und der systolischen, thorakalen Aspiration kennen lernten. Und zwar kann nur der mit dem Gefälle aus den extrathorakalen Venen verbundene Druckzuwachs im Thorax die Ursache der Hemmung bzw. Verlangsamung und damit des Anstiegs D sein. Das zum Thorax abfliessende Blut legt sich also gewissermassen selbst ein Hindernis. Sahli spricht bereits in seinem Lehrbuch der klinischen Untersuchungsmethoden[1]) von der sogenannten „diastolischen Auxokardie", das heisst der diastolischen Erweiterung des Herzens, die durch thorakale Drucksteigerung ein das Ansteigen der Kurve miterzeugendes Moment sei.

---

1) H. Sahli, Lehrbuch der klinischen Untersuchungsmetboden. 1905. S. 139.

Sahli stützt sich dabei auf eine Kurve Riegel's, die indessen für eine sichere Erklärung nicht ausreicht, weil, wie in allen alten Kurven, Einzelheiten nicht hervortreten und die Phasen der Herzrevolution objektiv nicht markiert sind. Aus meinen Kurven geht

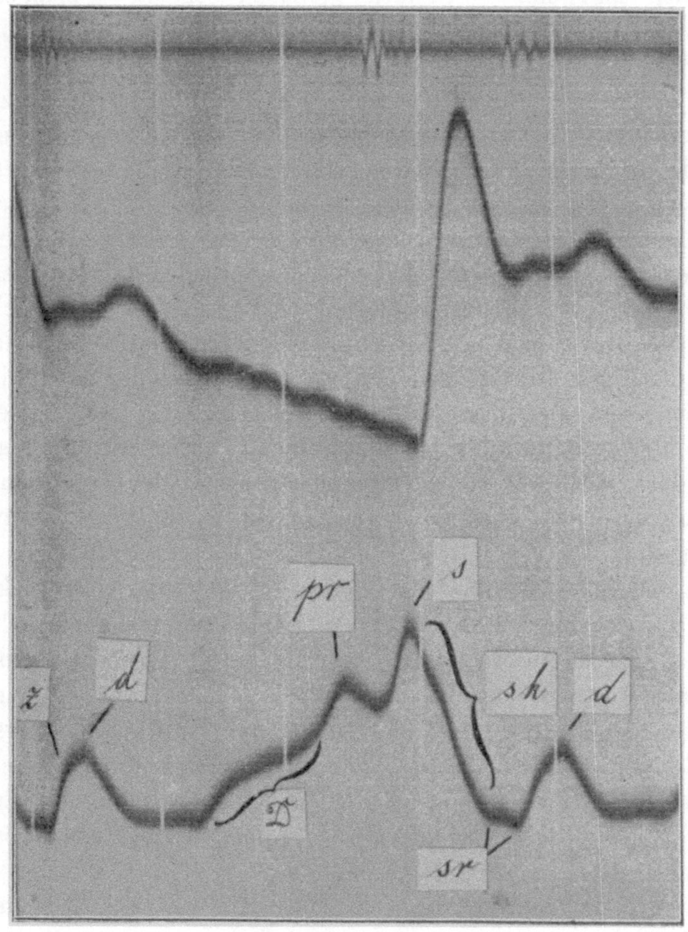

Kurve 25.

aber beweisend hervor, dass nur die durch den diastolischen Nachfluss gesetzte thorakale Drucksteigerung der Grund für die Behinderung des weiteren Nachflusses und für das Wiederansteigen der Kurve sein kann. Der Anstieg D pflegt nämlich nicht plötzlich und oft nicht gleich im Anschluss an den Abfall aufzutreten. Es vergeht, wie z. B. Kurve 25 zeigt (vgl. die kurze horizontale Strecke zwischen dem Ende des diastolischen Abfalls und dem Beginn der Schwankung D), ein Zeitteilchen bis der Anstieg D beginnt. Das heisst, der herzwärts gerichtete Blutstrom, dem eine gewisse Beschleunigung innewohnt, wird nicht plötzlich, sondern allmählich von der stromhindernden Kraft des thorakalen Druckzuwachses abgeschwächt.

Die beiden gegeneinander wirkenden Kräfte, nämlich der herzwärts gerichtete Blutstrom einerseits, und der diesen Strom bremsende thorakale Druckzuwachs andererseits bestimmen auch die grössere oder geringere Ausdehnung des Abfalls in der Diastole. Die Ausdehnung des Abfalls hängt ab von dem Ueberwiegen der einen oder der anderen Kraft. Nun ist unter normalen Verhältnissen die Stromkraft verhältnismässig gering, deswegen, weil der Druck der normaler Weise im Vorhof und in benachbarten Venen herrscht, gering ist. Daher erklärt sich der Umstand, dass der Abfall in der Diastole normaler Weise nur klein erscheint. Es wird später bei der Besprechung des pathologischen Venenpulses gezeigt werden, dass, wenn bei gesteigertem Druck im rechten Vorhof und in den angrenzenden Venen unter gewissen Bedingungen die Stromkraft zunimmt, der diastolische Abfall erheblich grösser wird.

Dass die Schwankung D nicht etwa der Ausdruck einer rückläufigen Stauung infolge Anfüllung des Ventrikels sein kann, geht schon aus der bereits erwähnten Tatsache hervor, dass der Beginn der Schwankung wie der Vergleich mit der Tonkurve zeigt, im Anfangsteil der Diastole liegt, die Füllung des Ventrikels aber erst am Ende der Diastole beendet ist. Eine derartige Ventrikelstauungswelle tritt in meinen Kurven überhaupt nicht in die Erscheinung; sie ist nach den aus meinen Kurven ersichtlichen Vorgängen auch garnicht zu erwarten.

Was nun die Schwankung d betrifft, oder wie sie nach der älteren Bezeichnung genannt wurde „v Welle oder dritte Welle" des Venenpulses, so war sie hinsichtlich ihrer Herkunft und ihres zeitlichen Beginns ebenso unklar, wie die beschriebene Schwankung D.

Riehl, der zuletzt eingehende tierexperimentelle Studien über den Venenpuls anstellte[1]), spricht von einer $vs + d$ Welle.

____

1) J. Rihl, Ueber das Verhalten des Venenpulses unter normalen und pathologischen Bedingungen. Zeitschr. f. exp. Pathol. u. Ther. 1909. Bd. 6.

Nach ihm beginnt die Schwankung systolisch und es beteiligt sich an ihr ein unbekanntes diastolisches Moment.

Meine Kurven zeigen nun, dass man nicht von einem systolischen und diastolischen Anteile der dritten Welle des Venenpulses sprechen kann. Die Dinge liegen vielmehr so, dass das, was man als den systolischen Anteil der Welle angesehen hat, nichts anderes ist, als die von mir bereits erwähnte systolische Rückstauungswelle *sr*, die am Ende des systolischen Venenkollapses bei angefülltem Vorhof zustande kommt. Scharf von ihr getrennt, in keiner Weise mit ihr zusammenhängend, entsteht mit Beginn der Diastole der neue Anstieg *d*. Die Tatsache des diastolischen Beginns der selbständigen Schwankung *d*, die durch meine Kurven sichergestellt ist, macht es überflüssig, auf alle jene in der Literatur niedergelegten Erklärungen einzugehen, die sich auf den systolischen Beginn der Schwankung stützen. Es sind also bei der Besprechung der Herkunft der Schwankung nur die im Beginn der Diastole sich abspielenden Vorgänge ins Auge zu fassen. Folgende Momente kommen in Betracht.

Im Beginn der Diastole erfährt das Herz durch das unter hohem Druck andrängende Blut einen Anprall. Hieraus könnte aber nur dann eine Welle von der Grösse wie die in Frage stehende resultieren, wenn gleichzeitig eine Raumverdrängung des Bluts im Herzen entsteht.

Dieser Entstehungsmodus ist aber schon deswegen sehr unwahrscheinlich, weil zu dieser Zeit die Ventrikel noch leer, die Atrioventrikularklappen noch nicht geöffnet sind. Der Anprall wird daher, obwohl er gegen die elastischen Semilunarklappen gerichtet ist, die dadurch zur Anspannung und Durchbiegung kommen, keine, irgendwie in Betracht kommende, grössere Schwankung erzeugen können. Diese Klappenanspannung könnte sich nur in einer kleinen Schwingung äussern, die in meinen Kurven auch tatsächlich zum Ausdruck kommt. Ich werde auf diese Erscheinung zurückkommen.

Zu der Annahme passt weiter nicht die Tatsache, dass die Schwankung *d* bei hochgradiger Stauung im rechten Herzen zum Beispiel beim positiven Venenpuls relativ klein wird, sogar verschwinden kann. Sie müsste unter diesen Bedingungen, wo die rechte Kammer mehr als normal gefüllt bleibt, und so die Fortleitung einer Schwankung begünstigt wird, vielmehr grösser ausfallen. Auch mit dem diastolischen Hinaufrücken der Herzbasis kann die Schwankung d nicht erklärt werden. Es würde das voraussetzen, dass der gefüllte Vorhof dabei gedrückt würde und sein Inhalt eine Verdrängung erführe, zu einer derartigen Annahme liegt aber keine Veranlassung vor.

Die bisherige Kurvenanalyse legt die Möglichkeit nahe, dass die kleine Anstauung d ebenfalls durch eine thorakale Druckänderung im Sinne einer Druckzunahme entsteht. In der nach O. Frank gezeichneten Druckkurve in der Aortenwurzel findet sich im Beginn des diastolischen Teils der Kurve ein sehr scharfer Einschnitt, den O. Frank Inzisur genannt hat[1]). Von da an fällt die Kurve, nachdem noch ein oder zwei kurze Schwingungen („Nachschwingungen") aufgetreten sind, langsam gleichmässig ab. In dieser Druckkurve ist einwandfrei gezeigt, dass der Druckabfall in der Diastole kein gleichmässiger ist, sondern dass an einer Stelle, und zwar im Beginn des diastolischen Teils der Kurve, der Druckabfall rapid beschleunigt wird, um dann wieder langsamer zu werden. Es ist nach O. Frank diese plötzliche Druckabnahme so zu erklären, dass das Blut zur Zeit der Inzisur noch einen anderen Ausweg hat als nach der Peripherie, dass es nämlich herzwärts regurgitiert. Hierdurch werden die Aortenklappen, die sich bereits am Ende der Austreibung in der Schlussstellung befinden, stark angespannt, was zur Erzeugung des zweiten Tons an der Aorta führt. Der Beginn der Inzisur ist demnach der Beginn der Diastole in der Druckkurve.

Von der Ueberlegung ausgehend, dass den Druckänderungen im Anfangsteil der Aorta auch die benachbarten Teile folgen müssen, habe ich zusammen mit Herrn Dr. Retzlaff den Druckablauf in der Bauchaorta des Hundes registriert.

Technik: Eine Glaskanüle, deren eines Ende mit Gummi überspannt ist, und von etwa 3 mm lichter Weite, wurde von der Iliaca aus in die Bauchaorta vorgeführt, und ihr freies Ende durch einen Schlauch mit einer ebenfalls etwa 3 mm weiten, mit Gummi überspannten und einem Spiegelchen armierten Schreibkapsel verbunden. Eigenschwingungszahl des Systems: über 100 in der Sekunde.

---

1) O. Frank, Der Puls in den Arterien. Zeitschr. f. Biol. Bd. 28 (neue Folge). Bd. 46 (d. ganz. Reihe). S. 490.

Es wurde dieselbe Kurvenform gewonnen, wie sie O. Frank in der Aortenwurzel mit seiner Methode gefunden hatte.

Besonders scharf tritt die Inzisur hervor, an die anschliessend die Kurve langsam gleichmässig abfällt. (Siehe Kurve 26!) Es tritt also auch in der Bauchaorta, im Beginn der Diastole eine rapide Druckabnahme auf, die in analoger Deutung des zentralen Druckablaufs besagt, dass das Blut noch einen anderen Ausweg hat, als zur Peripherie. Das ist nur so zu erklären, dass es nach

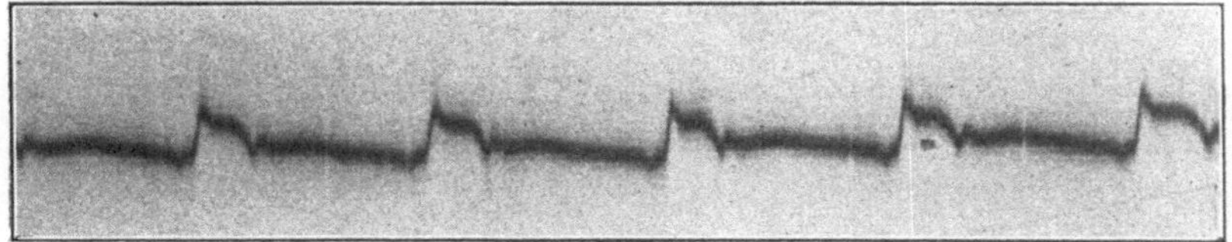

Kurve 26.

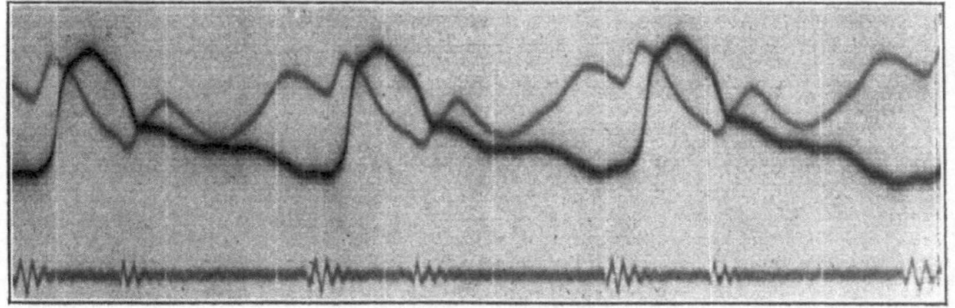

Kurve 27.

der Aorta thoracica hin ausweicht. Das aber bedingt einen thorakalen Druckzuwachs.

Zeichnet man den Puls der Bauchaorta vom Menschen (siehe I. Teil Methodik, Seite 32), so lässt sich auch hier die Inzisur erkennen als scharfer steiler Abfall in der Diastole, auf den der langsame diastolische Teil der Kurve folgt.

Ich bringe in Kurve 27 eine gleichzeitige Aufnahme der Herztöne und des Pulses der Bauchaorta, abgenommen in der Gegend des Tripus Halleri und des Jugularvenenpulses. Das zeitliche Zusammenfallen des Beginns der Inzisur mit dem Beginn der Schwankung d geht daraus hervor.

Denselben Befund habe ich in einer grösseren Zahl von Aufnahmen festgestellt.

Dieser auffallende Befund macht nun in der Tat die Entstehung der Anstauung d durch thorakalen Druckzuwachs wahrscheinlich.

Zwei Erscheinungen sind es, die meine Erklärung bekräftigen. Es wird zunächst der Anstieg d kleiner bzw. er verschwindet fast, wenn der Druck im rechten Vorhof und in der Jugularis sehr hoch ist, z. B. beim positiven Venenpuls (vgl. z. B. Kurve 57, S. 98). Das ist nach meinen früheren Darlegungen über den Abfall in der Diastole! (S. 56) verständlich. Aehnlich wie dort, wirken auch hier

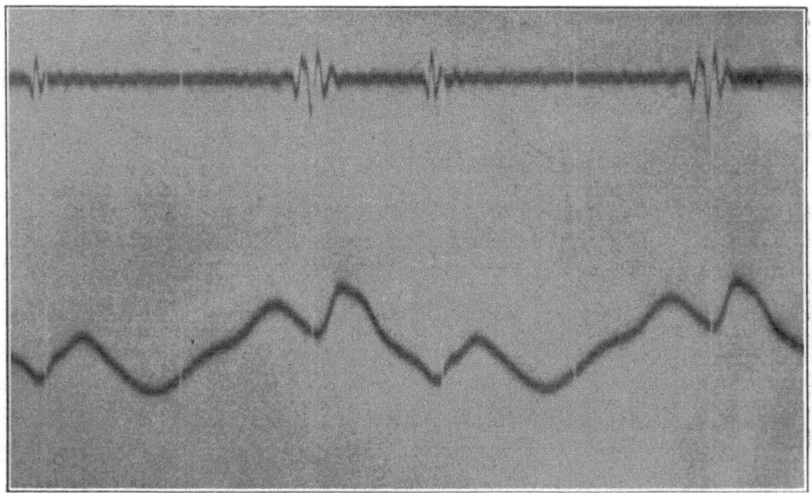

Kurve 27a.

zwei Kräfte gegeneinander, nämlich die Kraft des thorakalen Druckzuwachses, die den Blutabfluss aus der Jugularis zum Thorax hemmt bzw. stark verlangsamt, und eben der Druck in der Jugularis. Wird letzterer sehr bedeutend, so muss die anstauende Wirkung infolge des thorakalen Druckzuwachses auf den Blutstrom in der Jugularis gering ausfallen bzw. ganz aufhören.

Die zweite Erscheinung ist folgende. In meinen Kurven gelangt meistens eine kleine Schwingung z zur Verzeichnung, die in dem Anstieg d liegt. Dieses Zäckchen, — manchmal gelangen zwei derselben zur Verzeichnung, — führe ich zurück auf die Anspannung der Pulmonalklappe. Es sind die Schwingungen, die den II. Ton an der Pulmonalis erzeugen.

Es dürften diese Schwingungen analog sein den von O. Frank für den zentralen arteriellen Puls beschriebenen Nachschwingungen am Ende der Inzisur. Wie Kurve 27 zeigt, fällt das Zäckchen in das Ende der Inzisur des Pulses der Bauchaorta. Es ist in der Kurve infolge der Ineinanderzeichnung der Bewegungsvorgänge verdeckt.

Man kann aber seine Lage am Ende der Inzisur leicht feststellen durch Vergleich mit Kurve 27a, in welcher derselbe Venenpuls allein gezeichnet ist.

Dieselben Verhältnisse zeigt Kurve 28, die von einem anderen Fall stammt, bei dem ebenfalls Bauchaorta, Venenpuls und Herztöne gleichzeitig gezeichnet wurden.

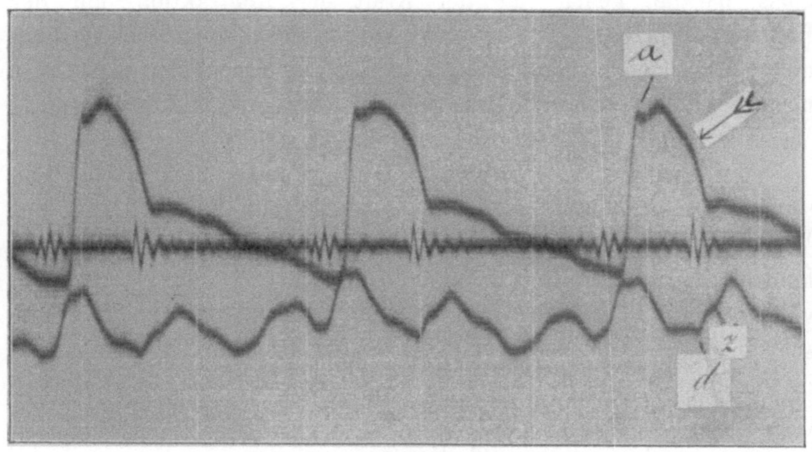

Kurve 28.

a = Anfangsschwingung, ←⋘ = Beginn der Inzisur.

Das in meinen Kurven meistens deutlich zutage tretende Zäckchen z hat eine gesetzmässige zeitliche Beziehung zum II. Herzton der mitaufgenommenen Tonkurve. Und zwar liegt es ein kleines Zeitteilchen hinter dem Beginn dieses Tons.

Diese in ein und derselben Aufnahme konstante Zeitdifferenz erklärt sich aus dem Umstande, dass während die Töne von der Brustwand aus direkt zum Schallapparat gelangen, das Zäckchen — also die durch die Ausspannung der Pulmonalklappe entstehende Schwingung — noch den Weg vom Herzen durch die Vene zurücklegen muss, ehe sie an den Registrierapparat in der Jugularis gelangt.

Die präsystolische oder Vorhofschwankung: pr.

Der rechte Vorhof stellt normaler Weise der Hauptsache nach bekanntlich ein Reservoir dar. Bei der systolischen Aspiration wird er passiv gedehnt. Seine aktive Beteiligung bei der Ventrikelfüllung ist nur eine geringe. Dementsprechend ist er nur mit einer relativ schwachen Muskulatur ausgestattet. Diese schliesst bei ihrer Kontraktion das venöse Ostium völlig ab[1]), so dass eine positive Blutwelle nach der Peripherie zurück nicht gelangen kann. Die durch die Vorhofkontraktion erzeugte Schwankung des Venenpulses kann also nur der Ausdruck einer Anstauung des Blutes in der Vene sein. Die anstauende Wirkung der Vorhofkontraktion muss parallel gehen mit der Kraft der Kontraktion, mit der Kontraktionsgrösse. Die normale Vorhofschwankung fällt bei dem in respiratorischem Stillstande gezeichneten Venenpulse als relativ nicht besonders grosse Schwankung aus, entsprechend der normaler Weise mässigen Kontraktionsgrösse (vgl. Kurve 24).

Der Anstieg der Vorhofschwankung muss auch hinsichtlich seiner zeitlichen Dauer ein getreues Abbild sein für die Dauer der Vorhofkontraktion des rechten Vorhofs. Die Dauer der Vorhofkontraktion wird auf 0,1 Sekunde berechnet[2]); das deckt sich völlig mit der zeitlichen Ausdehnung des Anstiegs der Vorhofschwankung — gemessen vom Fusspunkt bis zum Gipfelpunkt — in meinen in respiratorischem Stillstande gezeichneten Kurven (vgl. z. B. die Stimmgabelkurve einer Stimmgabel von 100 Schwingungen in der Sekunde in Kurve 23, S. 50.)

Der Abfall der Vorhofschwankung verhält sich verschieden. Er kann nur angedeutet sein, z. B. in Kurve 24; er kann aber

---

1) a) L. Aschoff, Referat über die Herzstörungen in ihren Beziehungen zu den spezifischen Muskelsystemen des Herzens. Verhandlungen der Deutschen Pathol. Ges. Erlangen 1910. — b) A. Keith, An account of the structures concerned in the production of the jugular pulse. Journ. of the Anatomy and Physiology. Vol. 42. p. 1 ff. — c) A. Keith, The evolution and action of certain muscular structures of the heart. Lancet. 27. Febr. and 5. März 1904. Proc. Anat. Soc. of Great Britain and Irland. Nov. 1902. — d) Auch Walter Koch, mit dem ich eine mündliche Besprechung über diesen Gegenstand hatte, nimmt einen muskulären Abschluss der Vena cava sup. im normalen Herzen an. — e) J. Mackenzie, Die Lehre vom Puls. 1904. S. 165.

2) R. Tigerstedt, Lehrbuch der Physiologie des Menschen. 1907. Bd. 1. S. 220.

auch deutlich ausgesprochen sein, z. B. in der folgenden Kurve 29.

Die geringere oder grössere Ausdehnung des Abfalls hängt ab vom Druck, unter dem der Inhalt in der Jugularis steht, und der nach Aufhören der Vorkofkontraktion ein mehr oder weniger starkes Gefälle erzeugt. Der Abfall kann, wenn bei gut ausgeprägter Vorhofschwankung der Druck mehr als normal gesteigert

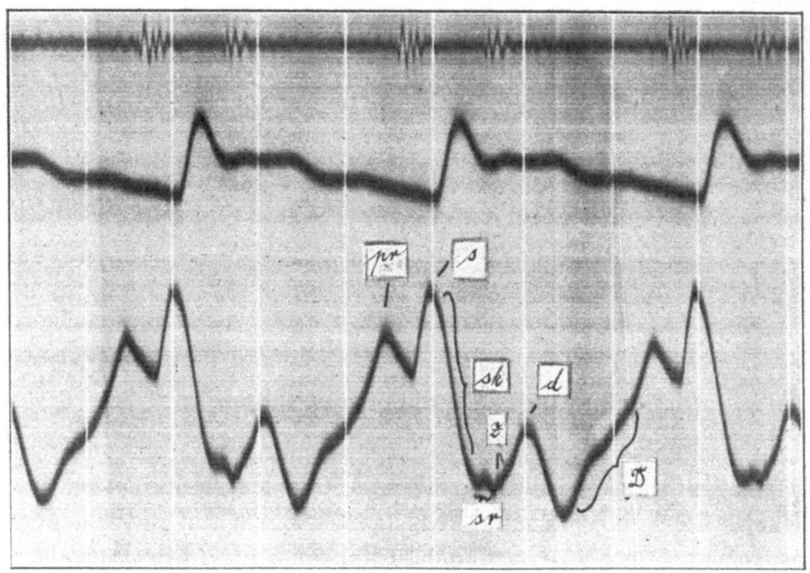

Kurve 29.

ist, länger werden als der Anstieg, vgl. z. B. Kurve 51, S. 89 und Kurve 44, S. 82 unter der Besprechung des pathologischen Venenpulses.

Die Beziehungen der Vorhofschwankung pr zur Schwankung D.

In manchen Aufnahmen ist die diastolische Schwankung D nicht, oder nicht scharf abgesetzt von der ihr folgenden Vorhofschwankung. Das hat oft seinen Grund in einer ungünstigen Aufnahme. Denn bei Wiederholung der Registrierung kann man eine deutliche Trennung der beiden Schwankungen erhalten. Ich bringe in Kurve 30a und b Beispiele von dem Verhalten der beiden Schwankungen zu einander in verschiedenen Aufnahmen von dem-

selben Menschen. Die beiden Kurven sind mit verschiedener Lichthebellänge gezeichnet.

Bei *a* setzt sich D von *pr* nicht ab; bei *b* kann man deutlich
die Trennung erkennen.

Die Erscheinung kann auch zu erklären sein dadurch, dass
die anstauende Wirkung der Vorhofkontraktion die gleiche Intensität
hat, wie die Hemmung des Abflusses durch den thorakalen Druckzuwachs während der Ventrikelfüllung, sodass D und *pr* einen
gemeinsamen Anstieg bilden.

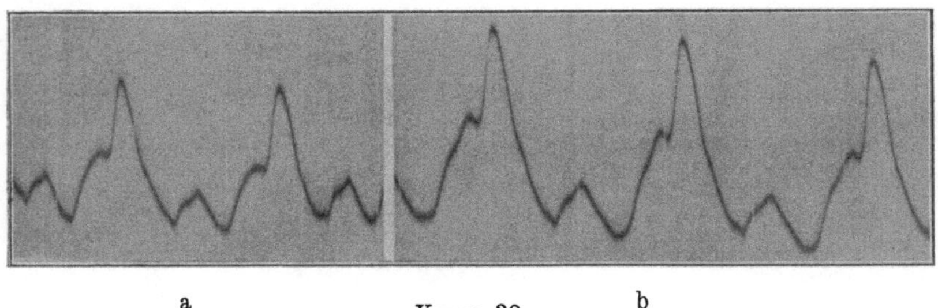

a   Kurve 30.   b

Die systolische Hauptschwankung: s.

Sie entsteht in derselben Weise wie die Vorhofschwankung.
Mit der Ventrikelkontraktion staut die Vene an. Die anstauende
Wirkung der Ventrikelkontraktion kann sich nur auf die Zeit der
Anspannung beziehen. Denn mit dem Beginn der Austreibung beginnt die Kurve abzufallen; es tritt die thorakale Aspiration in
Wirksamkeit. Analog den Verhältnissen bei der Vorhofschwankung
entspricht der Anstieg der systolischen Hauptschwankungen *s* auch
zeitlich der Anspannungszeit. Sie beträgt nach der Venenpulskurve
0,09 Sekunde (vgl. die Stimmgabelkurve in Kurve 23, S. 50). Die
Berechnung stimmt zu den Angaben von anderer Seite[1]) über
die Dauer der Anspannungszeit. Der Fusspunkt der Hauptschwankung *s* liegt in dem Bereich des I. Tons der Tonkurve und
fällt auch in den Bereich der II. Vorschwingung *v* des Pulses der
Bauchaorta (vgl. Kurve 31), die der Ausdruck der Anspannung ist[2]).

---

1) R. Tigerstedt, Lehrbuch der Physiologie des Menschen. 1907.
Bd. 1. S. 220.

2) O. Frank, Der Puls in den Arterien. Zeitschr. f. Biol. 1905. Bd. 28
(neue Folge). Bd. 46 (d. ganz. Reihe). S. 497.

J. Mackenzie hat die systolische Hauptschwankung bekanntlich auf mitgeteilte Karotispulsation („*c* Welle") zurückgeführt. Morrow und Rihl[1]) haben aber den Nachweis erbracht, dass die Schwankung in der Vene selbst entsteht.

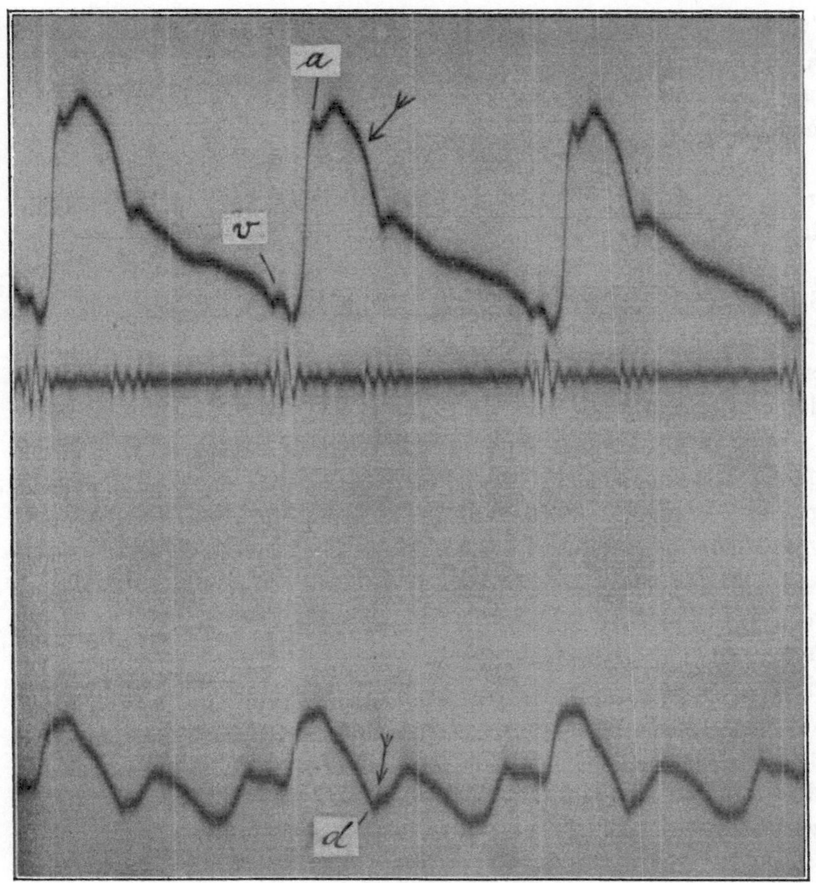

Kurve 31.
a = Anfangsschwingung, *v* = Vorschwingung.

Unabhängig von diesem experimentellen Nachweis erfordert schon die Ueberlegung als logisches Postulat, dass die Vene bei

---

1) W. Morrow, Forms of negat. venous pulse. Brit. medical Journal. Dec. 1906. — J. Rihl, Ueber das Verhalten des Venenpulses unter normalen und pathologischen Bedingungen. Zeitschr. f. exp. Path. u. Ther. 1909. Bd. 6. S. 645.

jeder kardialen Druckzunahme, soweit hiermit keine Aenderung im thorakalen Druck — im Sinne einer thorakalen Drucksenkung — verbunden ist, anschwellen muss. Das trifft für die Anspannungszeit zu. Mitgeteilte Karotispulsationen müssten sich in dem Anstieg noch besonders markieren. Das kann in seltenen Fällen z. B. beim Pulsus celer et altus vorkommen. Ich verweise z. B. auf Kurve 55, S. 95, wo in der systolischen Hauptschwankung noch eine Schwankung zu sehen ist. In der Regel fehlt aber eine solche arterielle Beimengung.

Die systolische Hauptschwankung ist entsprechend der Kontraktionskraft des Ventrikels eine kräftige Schwankung; sie bildet den Gipfel der normalen Venenpulsperiode.

Die Bezeichnung: „Kammerklappenwelle“, die Hering der Schwankung gegeben hat, halte ich nicht für treffend gewählt. Denn nicht der Klappenschluss ist das wesentliche, die Schwankung erzeugende Moment, sondern eben die Ventrikelkontraktion während der Anspannungszeit.

Ich bringe zum Schluss der Besprechung des normalen Venenpulses neben einer normalen Pulskurve (Kurve 32) die dazugehörige Röntgensilhouette zum Vergleich. Das Herz des Mannes, von dem die Kurve stammt, erweist sich als völlig normal, sowohl hinsichtlich der Grösse als auch der Form. Besonders möchte ich auf die vollkommen normale Taille der Herzfigur hinweisen. Die Kurve ist von demselben Mann genommen, von dem auch Kurve 25, S. 55, stammt. Sie ist die nach einiger Zeit vorgenommene Wiederholung der Aufnahme. Ich bringe mit Absicht diese zweite Kurve von demselben Menschen, um zu zeigen, dass die Schwankungen des Venenpulses hinsichtlich ihres Grössenverhältnisses zueinander keinen Aenderungen unterworfen sind, solange auch der Herzbefund sich nicht ändert. Die wiederholt vorgenommenen Röntgenuntersuchungen wie auch die anderen klinischen Untersuchungen ergaben stets den gleichen vollkommen normalen Befund.

Zusammenfassung.

An der Hand der Kurve 32 fasse ich in folgendem das Wichtigste über die Schwankungen des normalen Venenpulses in respiratorischem Stillstande kurz zusammen.

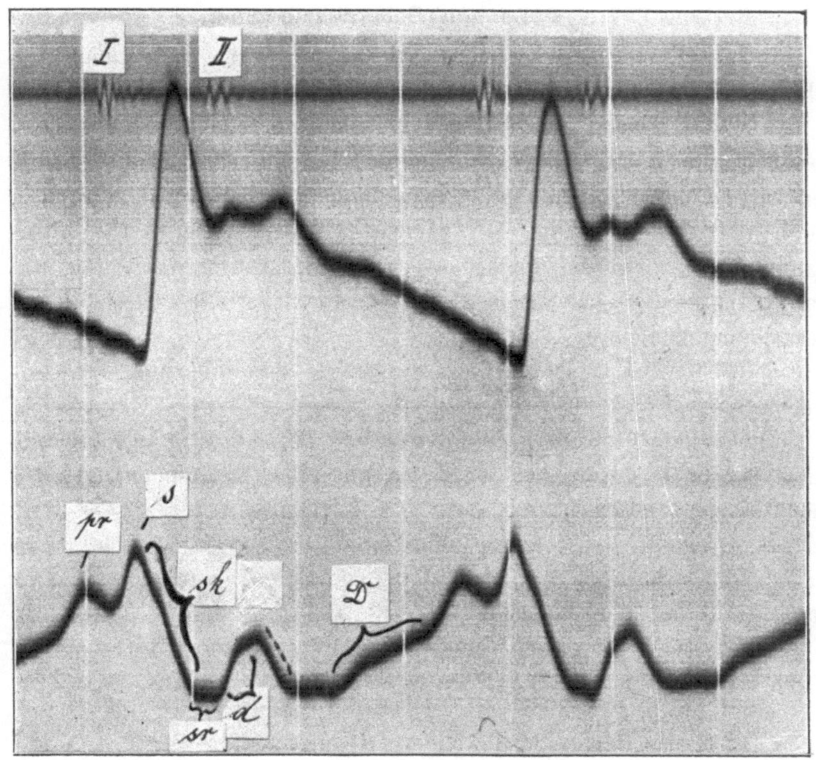

Kurve 32.

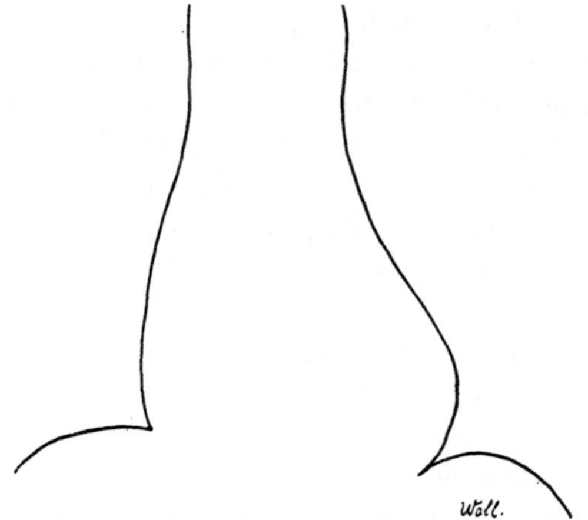

Röntgenbild zu Kurve 32.

Die systolischen Schwankungen.

1. Die systolische Hauptschwankung oder Anspannungsschwankung: *s*; (Kammerklappen- oder *vk* Welle nach Hering).

Sie ist eine Anstauung des Veneninhalts infolge der Kammerkontraktion während der Anspannungszeit. Aus der zeitlichen Dauer der Anstauungslinie kann die Anspannungszeit berechnet werden. Sie beträgt 0,09 Sekunden — gemessen vom Fusspunkt der Anstauung bis zu ihrem Gipfel — nach der Stimmgabelkurve in Kurve 23, S. 50. Das Resultat der Berechnung stimmt überein mit Berechnungen anderer Autoren.

2. Der Abfall zur Zeit der Systole — systolischer Venenkollaps —: *sk*.

Diese tiefe Senkung entsteht während der Austreibungsperiode und ist bedingt durch eine mit der Austreibung zusammenhängende thorakale Aspiration.

3. Die systolische Rückstauungswelle: *sr*. Sie entsteht am Ende der systolischen Aspiration, infolge Rückstauung des Blutes nach Anfüllung des Vorhofs.

Die diastolischen Schwankungen.

1. Sie zerfallen in eine kleinere *d* und eine grössere *D* und entstehen durch Behinderung des Abflusses infolge thorakaler Drucksteigerungen, die durch bestimmte Vorgänge während der Herzrevolution geschaffen werden.

Der Anstieg *d* entsteht während der postsphygmischen Periode vor Oeffnung der Trikuspidalklappe. Die zeitliche Ausdehnung des Anstiegs entspricht der Dauer der genannten Periode. Sie beträgt — gemessen vom Fusspunkt des Anstiegs (Beginn der Diastole) bis zum Gipfel (Oeffnung der Trikuspidalklappe) — 0,1 Sekunden, (vgl. die Stimmgabelkurve in Kurve 23, S. 50; und die Bemerkung S. 54).

2. In dem Anstieg *d* gelangen oft eine oder mehrere kurze Schwingungen *z* zur Verzeichnung, die von der Anspannung der Pulmonalklappe herrühren, also jene Schwingungen sind, die an der Pulmonalis den zweiten Ton erzeugen.

3. Der Abfall in der Diastole, der die beiden Schwankungen *d* und *D* voneinander trennt, wird erzeugt durch das nach Oeffnung der

Trikuspidalklappe entstehende Gefälle vom Vorhof zum Ventrikel. Der Gipfel des Abfalls entspricht der Oeffnung der Trikuspidalklappe. Das Ende des Abfalls bezeichnet den Punkt, wo das Gefälle in der Jugularis infolge des hierdurch erzeugten thorakalen Druckzuwachses aufhört.

Der Abfall, den ich in allen folgenden Kurven mit einer gestrichelten, den Abfall entlang geführten Linie: markiere, ist normaler Weise nur klein, weil unter normalen Verhältnissen der Druck im Vorhof und in den angrenzenden Venen gering ist.

4. Die präsystolische oder Vorhofschwankung: *pr*. Sie entsteht infolge einer durch die Kontraktion des Vorhofs erzeugten Anstauung Die zeitliche Ausdehnung der Anstauung entspricht der Dauer der Vorhofsystole. Sie beträgt nach der Ausmessung mit Hülfe der Stimmgabelkurve in Kurve 23, S. 50, 0,1 Sekunden, ein Resultat, das mit anderen Untersuchungen über die Dauer der Vorhofsystole übereinstimmt.

Der Venenpuls entsteht also sowohl durch direkte Anstauungen des Inhalts der Vene (Vorhofschwankung — Anspannungsschwankung) als durch Verstärkung und Behinderung des Blutabflusses zum Herzen. Seine Schwankungen sind sowohl direkt kardial als ndirekt kardial; — indirekt insofern, als sie durch thorakale Druckänderungen infolge bestimmter bei dem mechanischen Ablauf der Herzrevolution eintretender Vorgänge erzeugt werden.

Experimentelles.

Die Frage, ob Eigenschwingungen und Reflexionserscheinungen den Venenpuls entstellen, wurde an einer, der menschlichen Leiche entnommenen Vene geprüft. Es wurde ein etwa 17 cm langes Stück verwandt, bestehen aus der rechten Vena cava superior, anonyma und jugularis. Die beiden Enden der präparierten Vene sind nach sorgfältiger Unterbindung aller Seitenäste über Glasrohre gebunden, von denen eins ein dem weiten Querschnitt der Vena cava entsprechend weites Lumen hat und kurz gewählt ist, das andere ein dem kleineren Querschnitt der Vena jugularis entsprechend kleines Lumen und eine Länge von $1^1/_2$ Meter hat. Das weite Rohr läuft an seinem freien Ende in eine 2 Kubikzentimeter fassende Rekordspritze aus. Das freie Ende des anderen Rohres ist mit

einem Standgefäss verbunden, in dem sich Wasser befindet. Fig. XV
zeigt die Anordnung des Modells. Vene und Rohre sind horizontal
gelagert. Die Vene ist bis auf die obere Wand in feuchte Gaze
gebettet um möglichst die Verhältnisse am Lebenden nachzubilden.

Das Venenpulsregistrierorgan ist mit der Venenwand durch eine
elastische Schlinge fest verbunden.

Das ganze System wurde unter sorgfältiger Entfernung aller
Luftblasen mit Wasser gefüllt, dessen Druck durch stärkeren oder
geringeren Zufluss von dem Standgefäss aus vermittelst eines Quetsch-
hahnes reguliert werden kann. Man kann so die Vene mehr oder

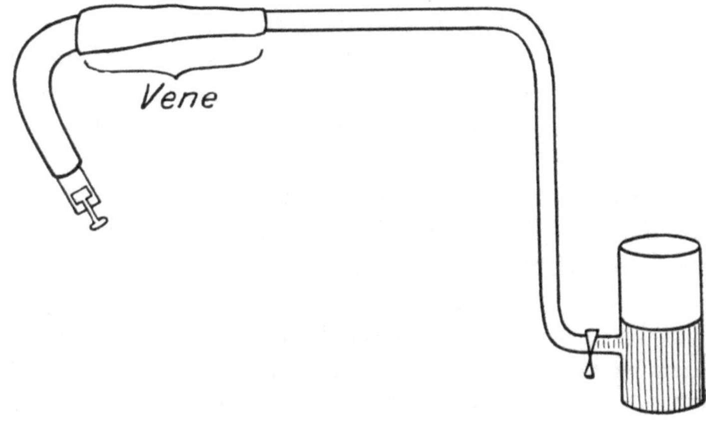

Fig. XV.

weniger gefüllt halten und kann auch vermittelst der Spritze das
System mehr oder weniger füllen, wobei die Vene an- und abschwillt.

Ich habe nun zunächst die Eigenschwingungen der Vene in
Verbindung mit dem Venenpulszeichner geprüft durch einen kurzen,
gegen die Vene geführten Schlag. Die Vene war dabei mittelmässig
gefüllt und gut entfaltet.

Die Eigenschwingungen sind in Kurve 33 aufgenommen. Sie
liegen bei 42 in der Sekunde.

Die Zeit von einem Pendelschatten bis zum nächsten beträgt
$^1/_3$ Sekunde.

Zur Prüfung, ob in dem System Reflexionserscheinungen auftreten, wenn man eine Stauung oder eine Welle erzeugt, wurde
bei mittelmässiger Füllung und guter Entfaltung des Venenrohres

der Spritzenkolben rasch vorgeschoben. Der Quetschhahn wird dabei geschlossen, um die Entstehung einer Reflexion zu erleichtern. Bei der raschen Druckzunahme in dem Röhrensystem baucht sich die Vene rasch auf.

Kurve 34 und 35 zeigen Beispiele dieser Versuche.

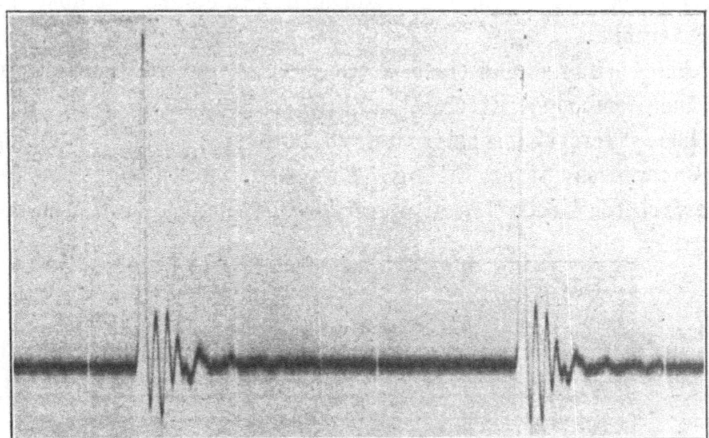

Kurve 33 (Zeit: $^1/_3$ Sekunde).

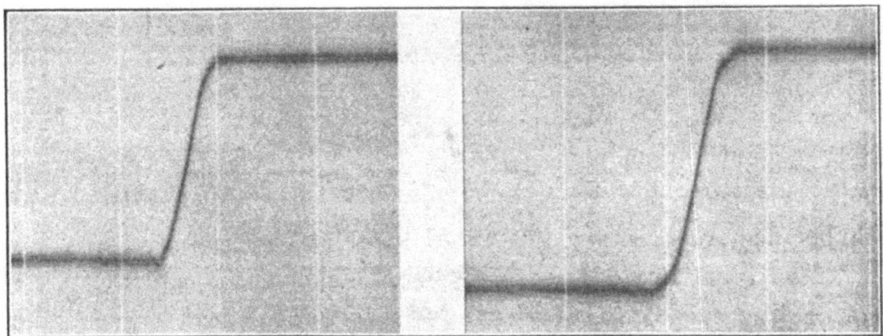

Kurve 34. Kurve 35.

Man könnte erwarten, dass — nachdem die rasche Anschwellung der Vene erreicht ist, noch Nachschwingungen auftreten, die von Elastizitätsschwankungen oder Reflexionen herrühren. Das ist aber nicht der Fall. Es treten nach Beendigung der raschen Anstauung derartige Schwingungen nicht auf.

Die Anstauung durch Vorschieben des Spritzenkolbens konnte zwar nicht so plötzlich vor sich gehen, wie die Ausführung des

Schlags gegen die Venenwand, dessen chokartige Wirkung Eigenschwingungen auslöste; — indessen dürfte das Fehlen von Nachschwingungen wohl zu erklären sein aus der anatomischen Beschaffenheit der Venenwand.

Die Vene ist ein schlaffer, sehr erweiterungsfähiger nach-
giebiger Sack, der sich bei derartigen Dehnungen offenbar ganz
passiv verhält.

Auch bei Erzeugung einer Welle wird nur eine Welle verzeichnet.
Eine Reflexion tritt nicht auf (Kurve 36).

Diese Versuche scheinen mir zu beweisen, dass Entstellungen
des Venenpulses durch Eigenschwingungen und Reflexionen nicht
zu befürchten sind. Denn derartige Schwingungen weisen auch

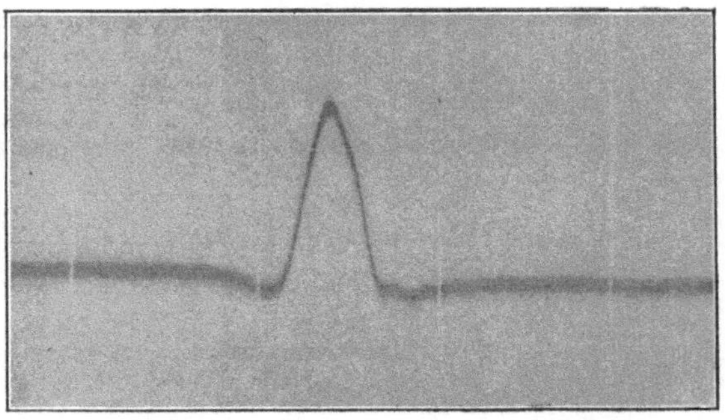

Kurve 36.

die Venenpulskurven nicht auf; die Schwankungen des Venenpulses
finden vielmehr ihre Erklärung vollständig in den Vorgängen, die
ich bei der Analyse der Pulskurve dargelegt habe.

Man kann mit dem beschriebenen Modell durch entsprechendes
Vorschieben und Zurückziehen des Spritzenkolbens Kurvenbilder
bekommen, die den Schwankungen des Venenpulses sehr ähnlich
sind. Nur werden diese Versuche etwas erschwert dadurch, dass
man die Grösse der mit den Spritzenkolben ausgeführten Be-
wegungen nicht genau abmessen kann. Manchmal entstehen auch
ungewollte Schwingungen, wenn es nicht gelingt, den Kolben gleichmässig zu schieben.

Ich bringe in Kurve 37 ein Beispiel.

Es wurde eine rasche Entfüllung der Vene erzeugt durch Zurückziehen des Kolbens, wobei der Quetschhahn etwas geöffnet war,

sodass von dem Standgefäss aus Wasser unter geringem Druck
nachfliessen konnte (vgl. Fig. XV, S. 70). Es wurde mit dieser
Bewegung des Kolbens der Vorgang der systolischen Aspiration
nachgeahmt, und das Bild in Kurve 37 gewonnen.

Man sieht am Ende der Aspiration ähnlich wie beim systolischen
Venenkollaps eine kleine Schwankung auftreten. Sie erklärt sich
dadurch, dass das rasch angesaugte Wasser, das weiter zu stürzen
sich bestrebt, an dem stillstehenden Kolben ein plötzliches Hindernis
findet und daher zurückstaut. Dieser Vorgang gleicht mechanisch
vollkommen dem Auftreten der systolischen Rückstauungswelle *sr*
des Venenpulses, die durch das Hindernis der Vorhofanfüllung

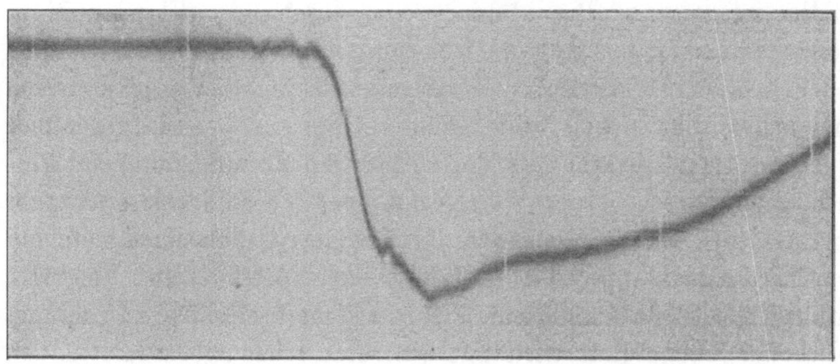

Kurve 37.

entsteht. Die · der Rückstauung folgende Erhebung in Kurve 37
kommt zustande, durch Nachfluss aus dem Standgefäss. Die Vene
füllt sich, da ein Abfluss zur Spritze hin unterbrochen ist und
dehnt sich dem Wasserdruck entsprechend aus.

Ich danke zum Schluss Herrn Unterarzt Kessler für seine
Unterstützung bei Herstellung des Modells und bei der Ausführung
der Versuche.

Der pathologische Venenpuls in respiratorischem Stillstand.

Wird der Druck im rechten Herzen und in den benachbarten
Venen gesteigert, so macht sich das in der Pulskurve dadurch
bemerkbar, dass ihre Gestalt von der normalen mehr oder weniger
abweichend wird.

Es ergeben sich bei der pathologischen Drucksteigerung hinsichtlich der Arbeitsleistung des rechten Herzens verschiedene Möglichkeiten, je nachdem das ganze rechte Herz oder nur einer seiner Abschnitte, Kammer oder Vorkammer, in der Funktion herabgesetzt bzw. gesteigert sind. Die Form des Venenpulses wird dadurch in verschiedener Weise beeinflusst.

Ich lasse die Besprechung an der Hand der nachfolgenden einschlägigen Typen folgen.

Typus A: Schwäche des rechten Vorhofs bei relativ guter Funktion des rechten Ventrikels.

Wenn an den rechten Vorhof gesteigerte Arbeitsansprüche gestellt werden, z. B. infolge einer durch ein Klappenvitium gesetzten Stauung, so kann es früher oder später zu einer Schwäche oder Erlahmung kommen. Verrichtet dabei der Ventrikel seine kompensatorische Arbeit unbehindert weiter, so wird gegenüber der Norm ein Missverhältnis des Drucks im Vorhof zum Ventrikeldruck vorkommen, in der Weise, dass der Vorhofdruck über dem Ventrikeldruck relativ überwiegt. Die Folge ist, dass nach Oeffnung der Trikuspidalklappe das Gefälle vom Vorhof zum Ventrikel kräftiger wird, als es normal ist. Das unter erhöhtem Druck im Vorhof befindliche Blut wird mit grösserer lebendiger Kraft in den Ventrikel abfliessen, da dieser sich bei seiner guten Funktion leer oder annähernd leer pumpt, wie eine normale Kammer.

Diese Verstärkung des diastolischen Gefälles im Herzen wird auch auf den Nachstrom aus den Venen her einwirken. Der Abfluss wird hier ebenfalls kräftiger, denn das unter erhöhtem Druck zum Thoraxraum abfliessende Blut hält dem mit diesem Abfluss eintretenden thorokalen Druckzuwachs länger das Uebergewicht (vgl. meine Darlegungen S. 55 u. 56), weil freier Abfluss zum Ventrikel besteht.

Zu erwarten ist demnach in der in respiratorischen Stillstande gezeichneten Kurve ein vertiefter Abfall in der Diastole bei entweder fehlender oder kleiner Vorhofwelle. Zu erwarten ist ferner, da der Ventrikel gut arbeitet, eine gut ausgebildete systolische Hauptschwankung (Anspannungsschwankung) und bei den günstigen Bedingungen des Abflusses aus dem Vorhof zum Ventrikel eine normale, systolische Aspiration.

Ich füge zwei Beispiele bei. Fall I stammt von einer Mitralstenose. Zu dem, was die Kurven selbst sagen, ist nichts zu ergänzen. Kurve 39 stellt die Wiederholung der Aufnahme nach einiger Zeit dar. Die Gestalt der Kurve hat sich, wie auch der übrige Herzbefund, nicht geändert. Fall II stammt ebenfalls von einem Mitralvitium (Stenose + Insuffizienz) verbunden mit einer einfachen Anämie.

Fall I.

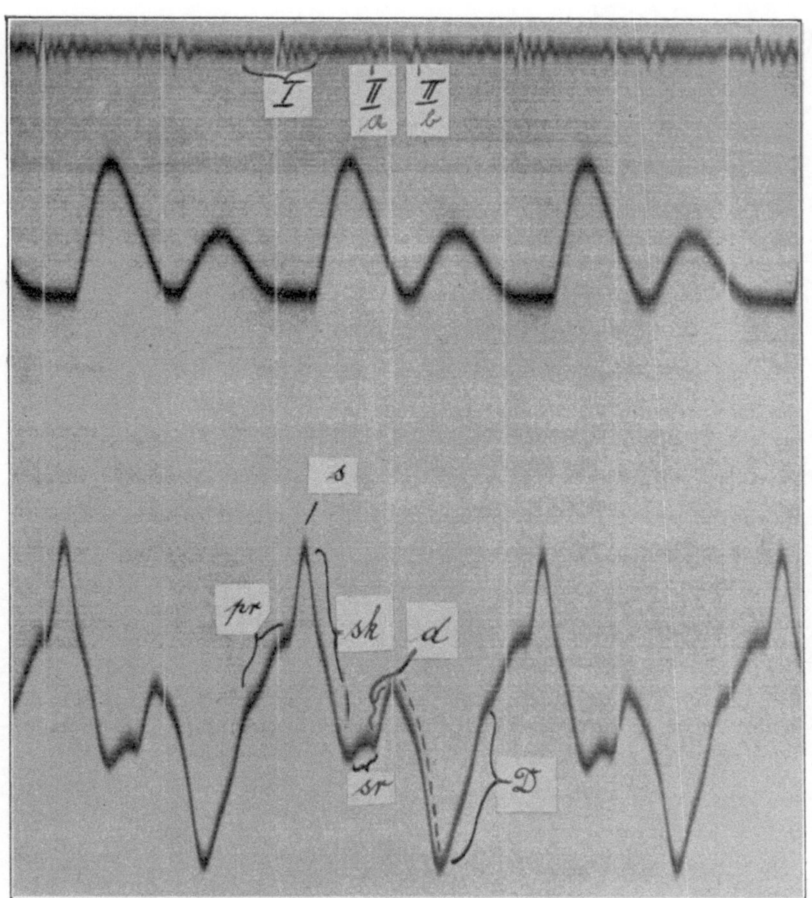

Kurve 38.

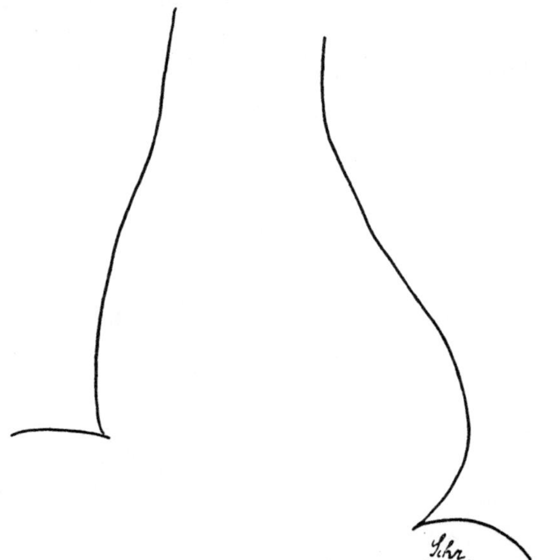

Röntgenbild zu Fall I.

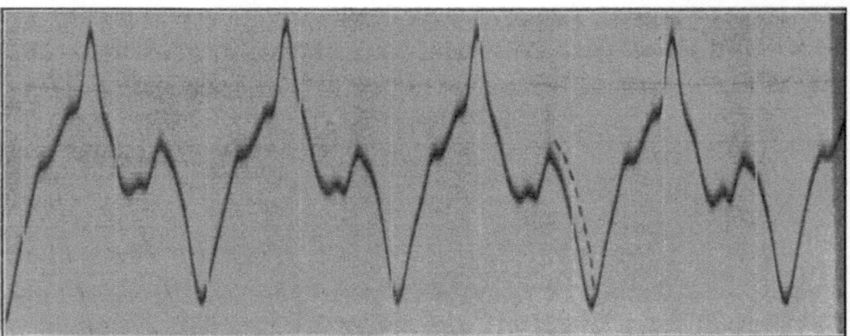

Kurve 39.

Fall II.

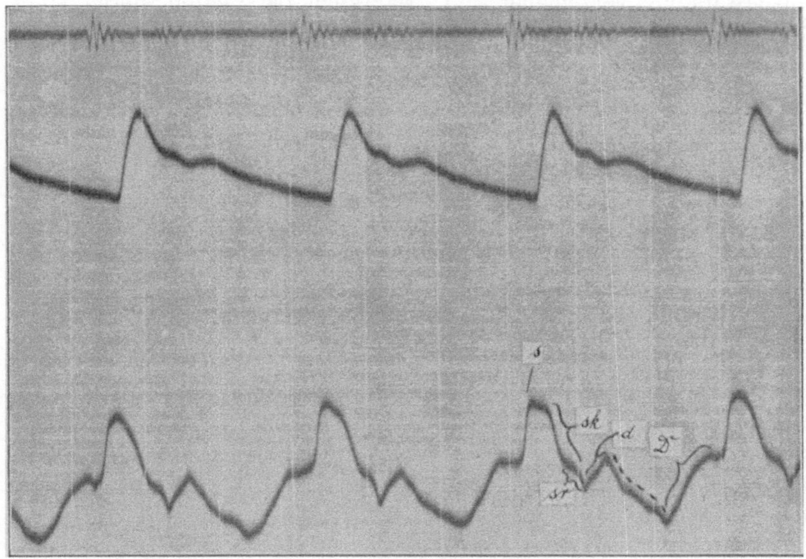

Kurve 40.

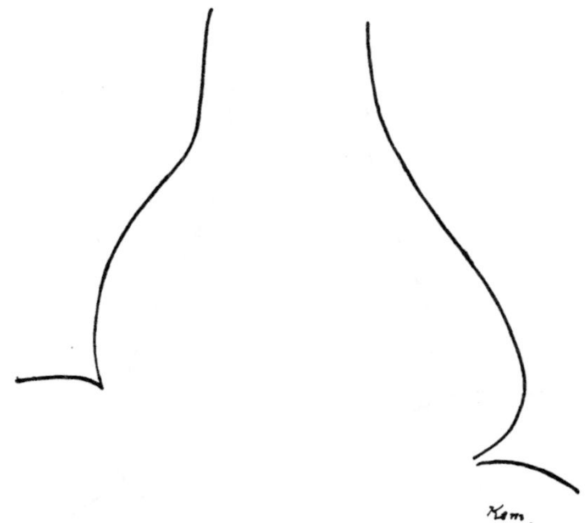

Röntgenbild zu Fall II.

Typus B: Gesteigerte Tätigkeit des rechten Vorhofs.

In meinen Venenpulskurven wird häufig eine grosse Vorhofschwankung verzeichnet und zwar auch bei Leuten, deren Herz sich für die gewöhnlichen Untersuchungsmethoden als normal erweist. Untersucht man mit dem Röntgenverfahren, so ist eine Veränderung der Herzsilhouette nachzuweisen im Sinne einer mitralen Konfiguration.

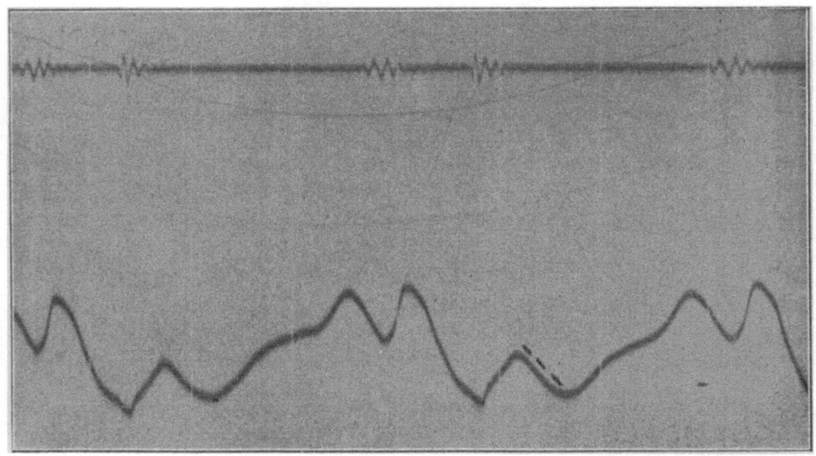

Kurve 41.

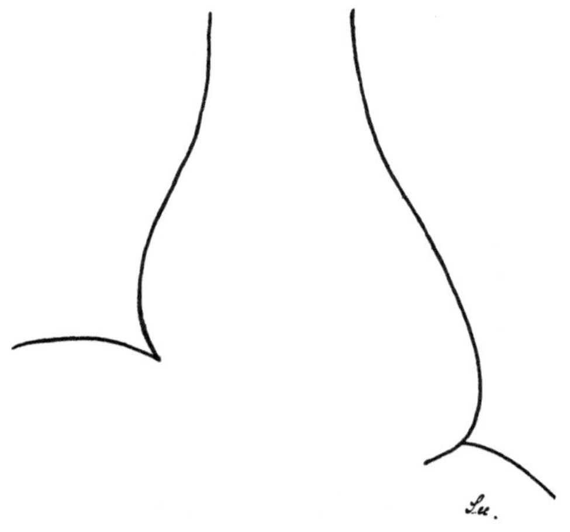

Röntgenbild zu Kurve 41.

Das häufige Vorkommen einer grossen Vorhofschwankung des Venenpulses in Verbindung mit der mitralen Konfiguration weist darauf hin, dass zur Kompensation der Stauung nicht nur die rechte Kammer gesteigerte Arbeit leistet, sondern dass auch sehr frühzeitig, vielleicht von vornherein, der rechte Vorhof an der Kompensation teilnimmt. Verhält sich ein Herz nach jeder Richtung hin normal, weist es insbesondere bei normaler Grösse röntgenologisch eine Normalfigur und eine normale Taille auf, so zeigt der Venenpuls die beschriebene, charakteristische, normale Form mit einem Grössenverhältnis der verschiedenen Schwankungen zu einander, wie ich es beim normalen Venenpuls auseinandergesetzt habe. Ich verweise insbesondere auf die normale Kurve 32, S. 67, sowie auf Kurve 59, und die dazu gehörigen Röntgensilhouetten. Eine zu grosse Vorhofschwankung weist z. B. Kurve 41 auf. Sie stammt von einem jungen Arbeiter, dessen Herz bei der Röntgenuntersuchung (vgl. Silhouette) eine mitrale Konfiguration aufweist. Sonst war ausser einer geringen Akzentuierung der II. Töne am Herzen nichts Besonderes nachzuweisen. Eine grosse Vorhofschwankung wird nun — stets und das ist der springende Punkt — bei gut kompensierten Klappenvitien verzeichnet. Bei der kompensatorischen Tätigkeit des rechten Vorhofs kann sich nun das Verhältnis der Drucke im Vorhof und in der Kammer verschieden verhalten.

Bei im ganzen rechten Herzen erhöhtem Druck kann:

a) das Verhältnis der Drucke in Vorhof und Kammer zueinander normal sein;

b) der Vorhofdruck sich relativ im Uebergewicht befinden gegenüber dem Ventrikeldruck;

c) der Ventrikeldruck relativ hoch sein gegenüber dem Vorhofdruck.

Von dem verschiedenen Verhalten der Drucke zueinander hängt die Grösse des Abfalls in der Diastole ab.

Bei dem Druckverhältnis a) verhält sich der Abfall in der Diastole normal.

Beim Druckverhältnis b) wird der Abfall grösser als normal.

Beim Druckverhältnis c) wird der Abfall kleiner als normal sein.

Fälle zu a).

Fall I.

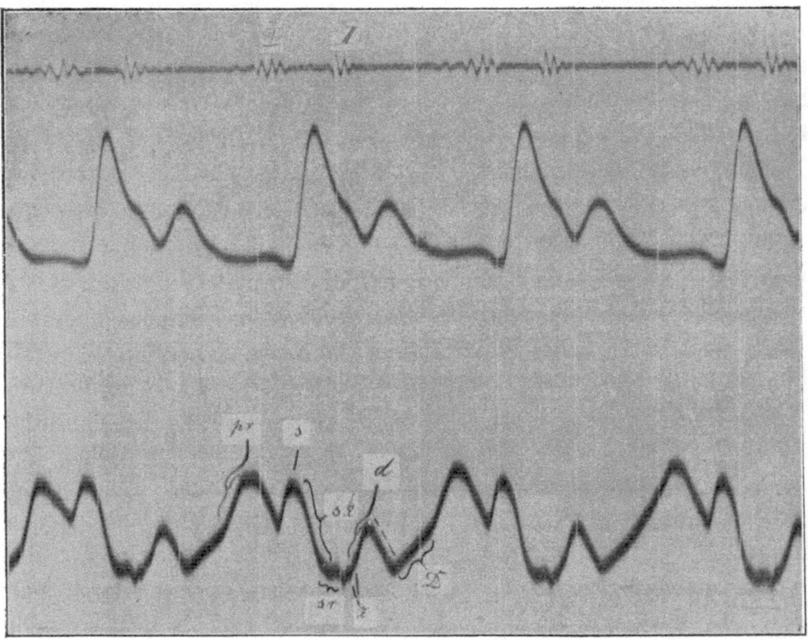

Kurve 42. Mitralinsuffizienz.

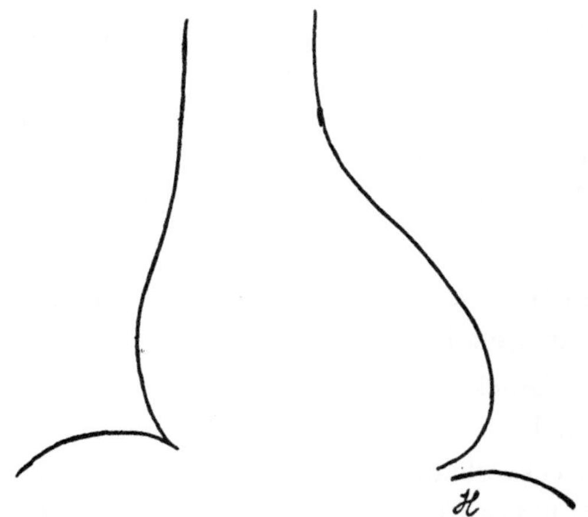

Röntgenbild zu Fall I.

Fall II.

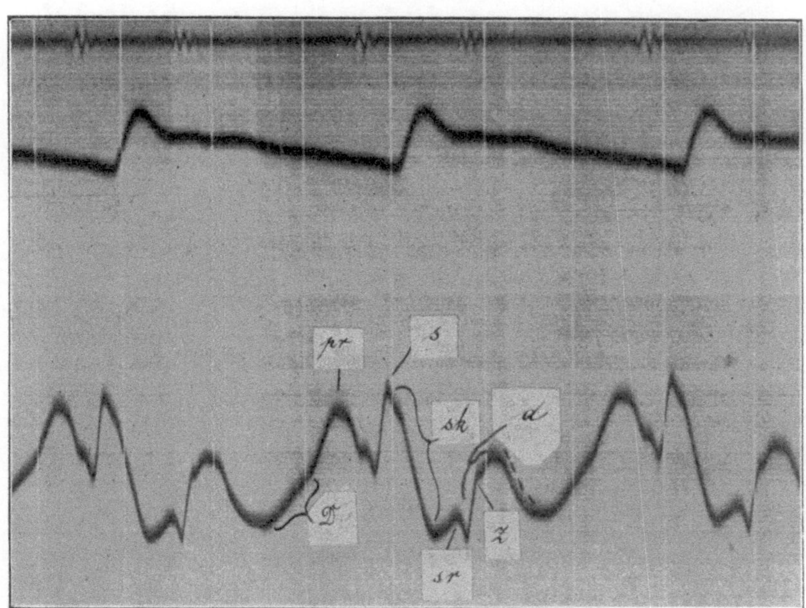

Kurve 43. Mitralstenose.

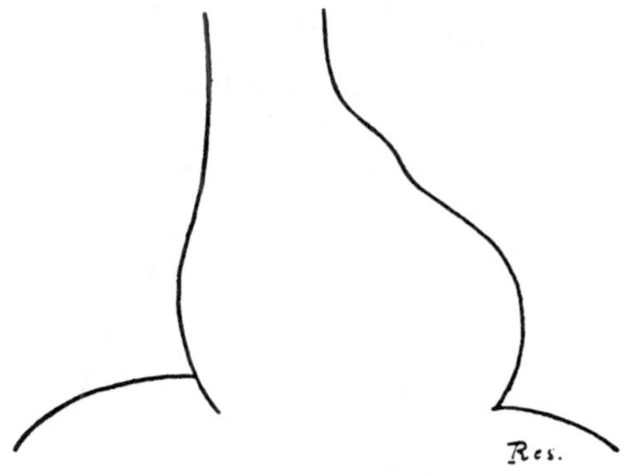

Röntgenbild zu Fall II.

Fall III.

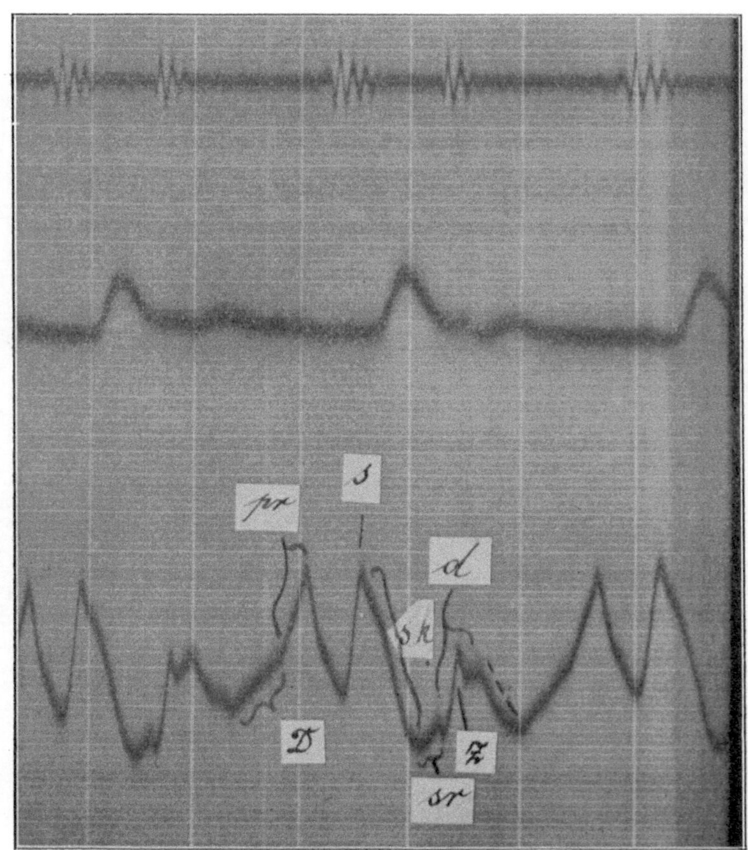

Kurve 44. Mitralstenose.

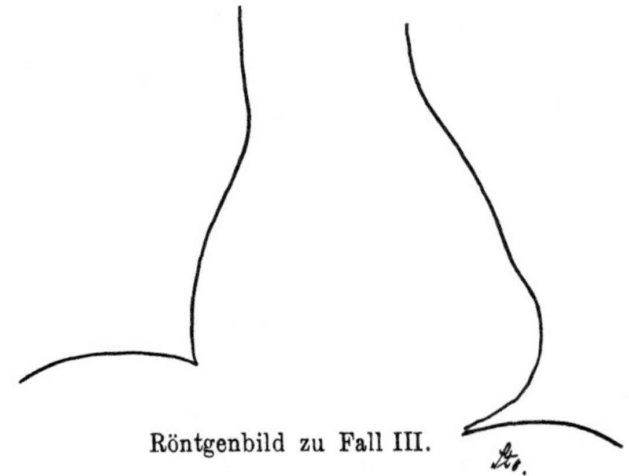

Röntgenbild zu Fall III.

Fall IV.

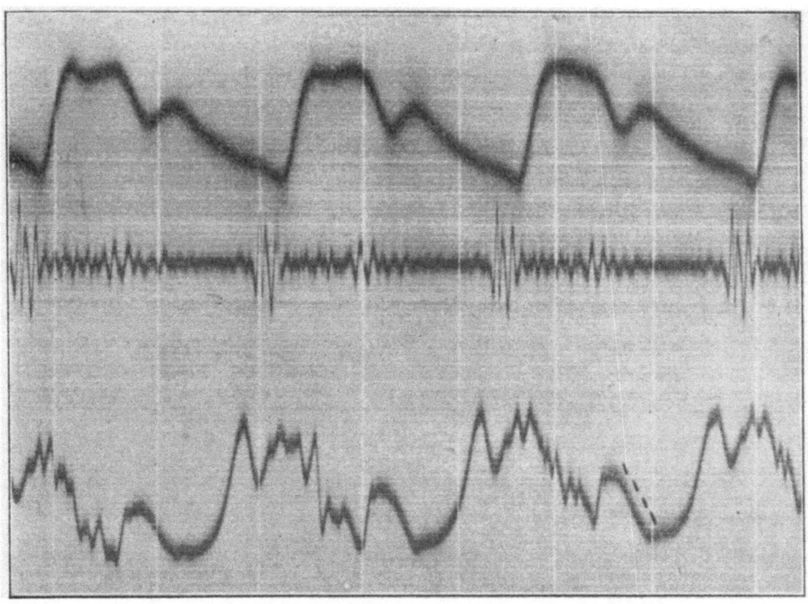

Kurve 45. Aortenstenose. (Erste Aufnahme.)

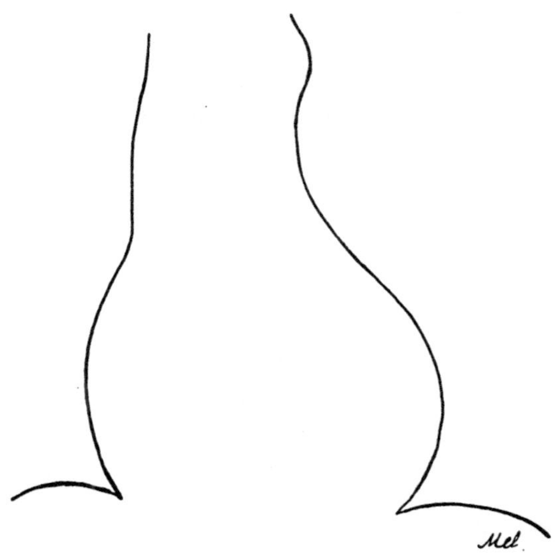

Röntgenbild zu Fall IV.

(Zu Fall IV gehörig.)

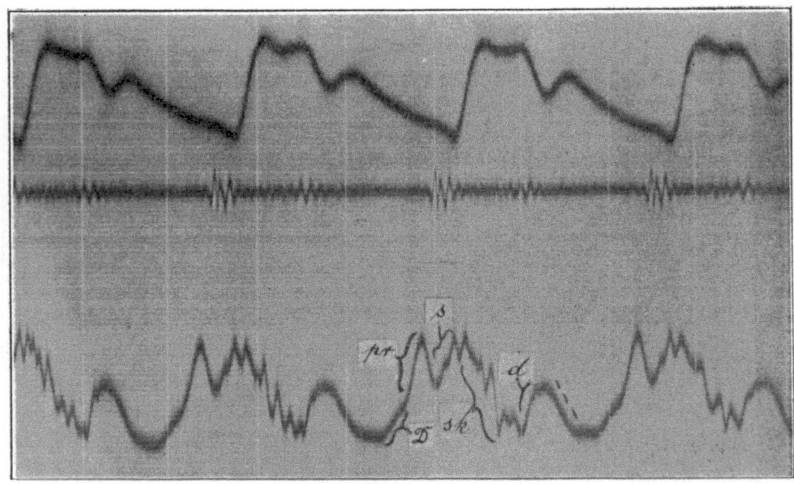

Kurve 46. (Zweite Aufnahme.)

Scharfes Absetzen der Vorhofschwankung *pr* von der Schwankung *D*;
stärkere Dämpfung des Herzschalls.

Fall V.

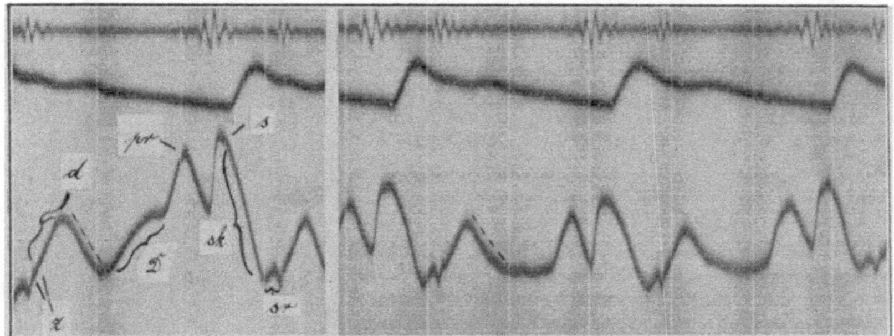

Kurve 47. Mitralvitium.

Zwei Aufnahmen; bei der einen ist die Schwankung D deutlicher hervortretend.
In beiden Aufnahmen zeigt jedoch die Vorhofschwankung eine konstante Grösse.

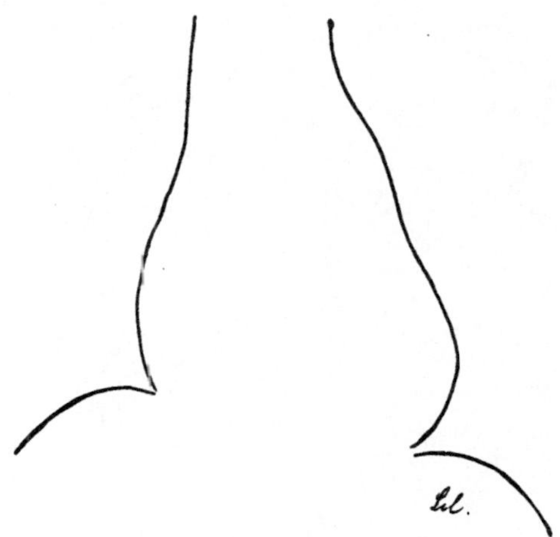

Röntgenbild zu Fall V.

Fall VI.

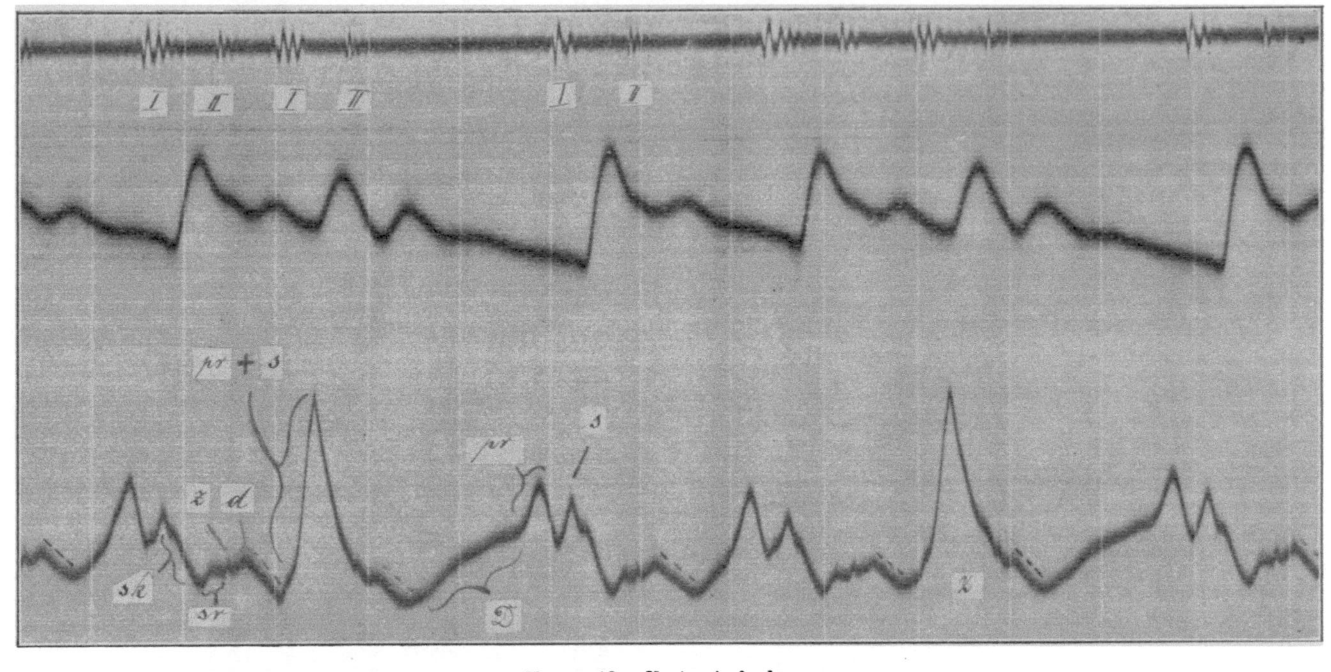

Kurve 48.   Erste Aufnahme.

Atrioventrikuläre Extrasystole bei Endocarditis nach Gonorrhoe.   Die der Extrasystole entsprechende grosse Erhebung $pr + s$ lässt sich nur so deuten, dass Vorhof und Kammer sich in ihrer anstauenden Wirkung summieren, d. h., dass sie sich gleichzeitig kontrahieren.   Von einer Röntgenuntersuchung musste des Zustandes des Kranken halber abgesehen werden.

(Zu Fall VI gehörig.)

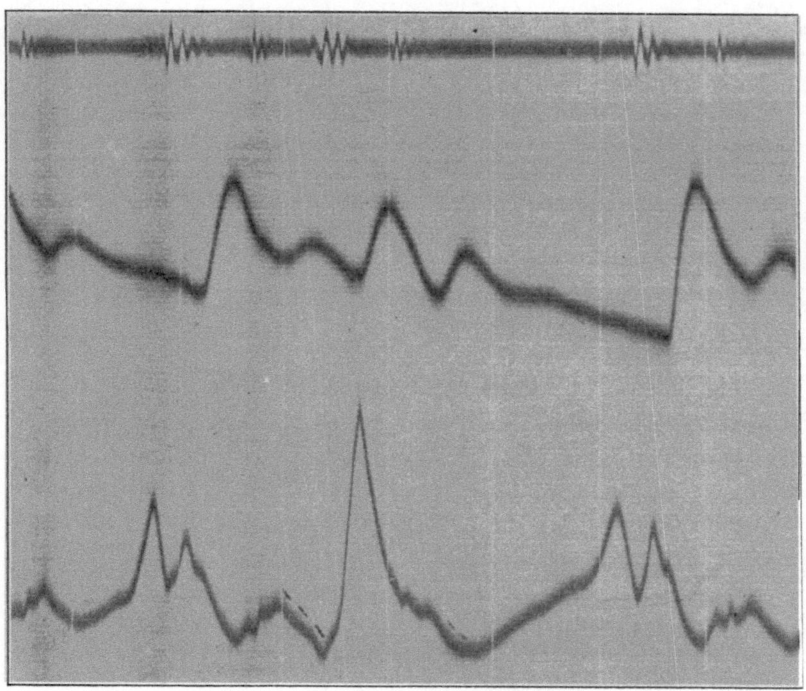

Kurve 49. Zweite Aufnahme.

Fälle zu b).

Fall I.

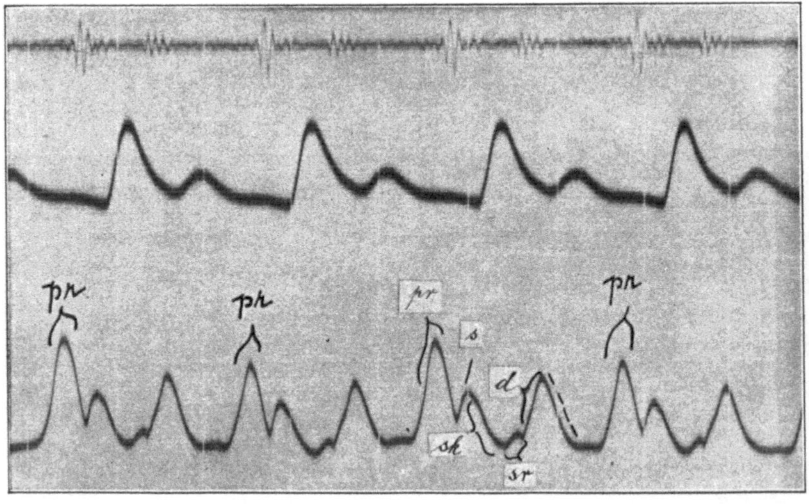

Kurve 50. Tropfenherz.

Besonders bemerkenswert in der Kurve ist die alternierende Grösse
der Vorhofschwankung *pr*.

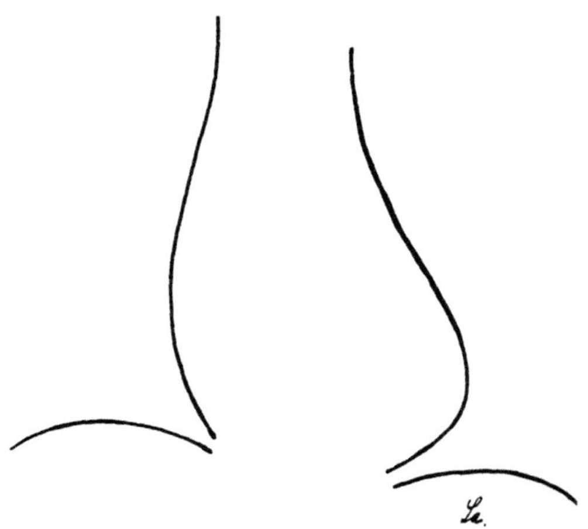

Röntgenbild zu Fall I.

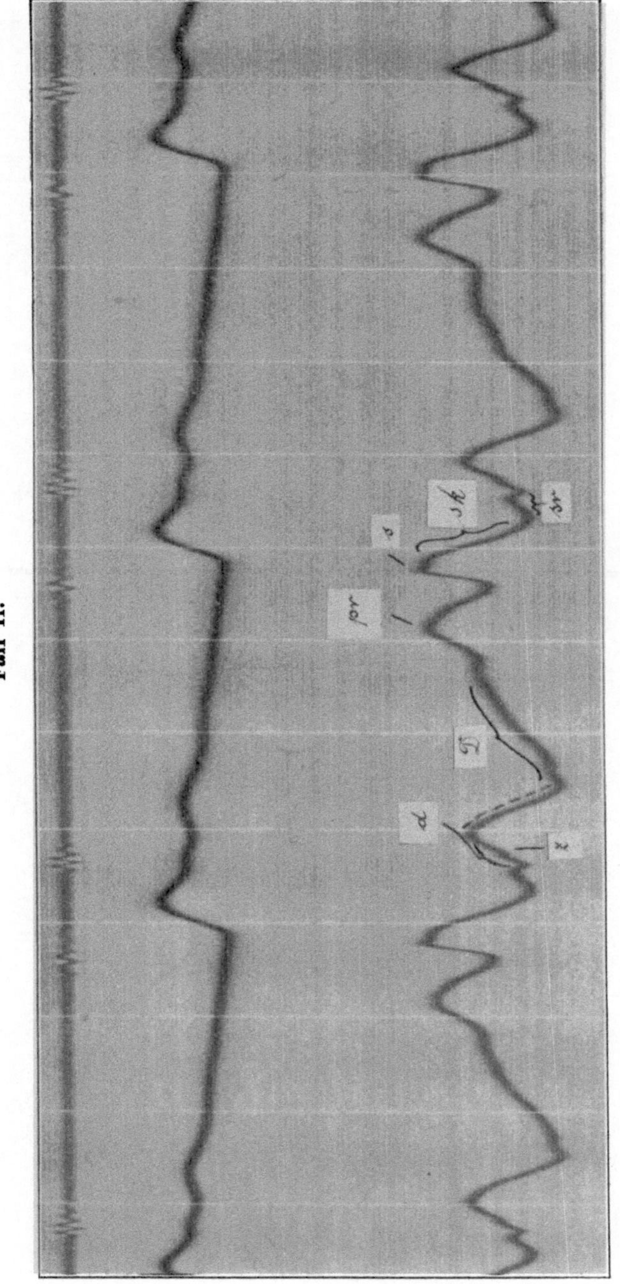

Fall II.

Kurve 51. Grosses Herz.

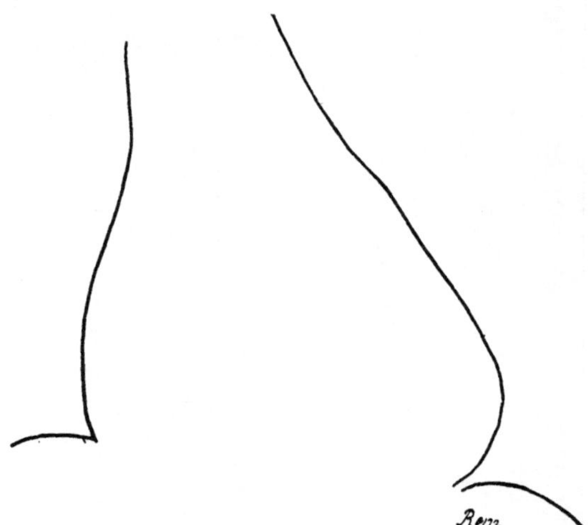

Röntgenbild zu Fall II (S. 89).

Fälle zu c).

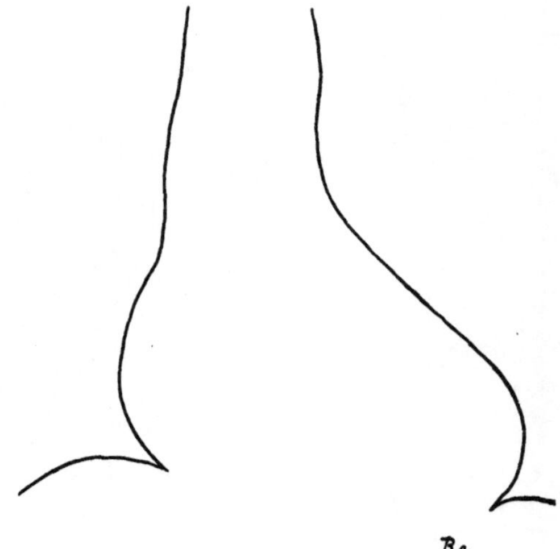

Röntgenbild zu Fall I (S. 91).

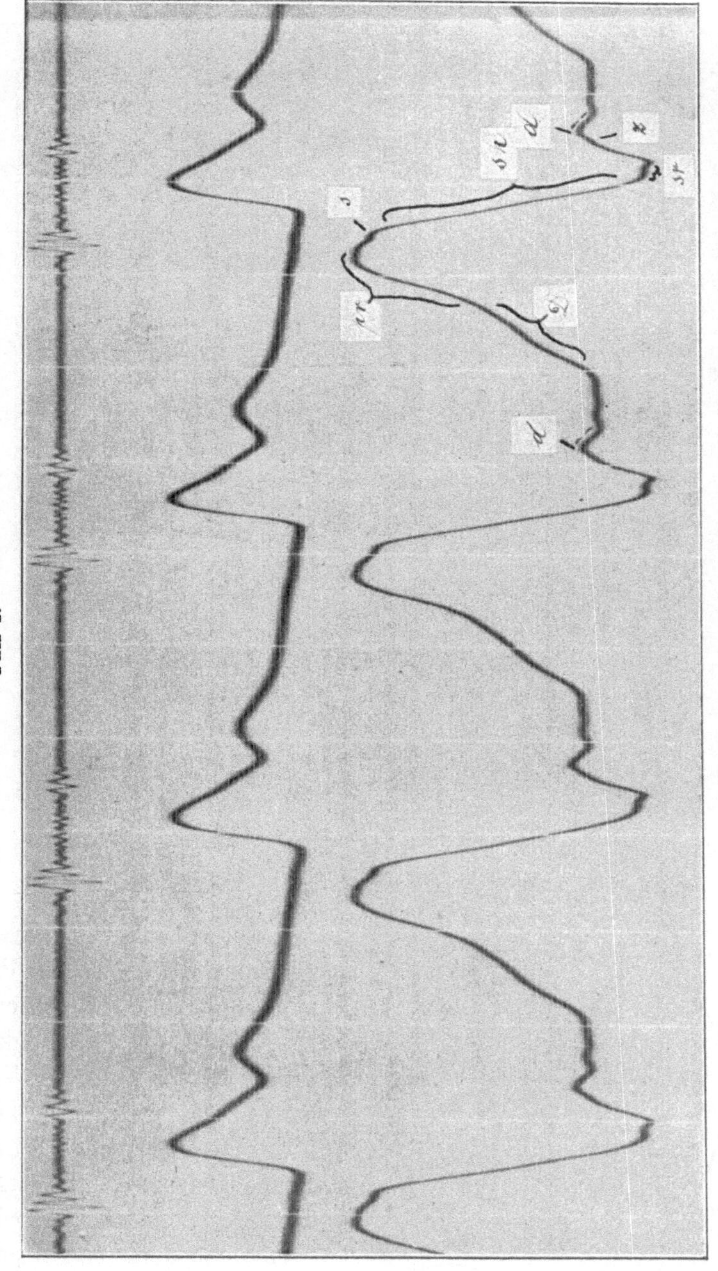

Kurve 52. Pulmonalstenose.

Fall II.

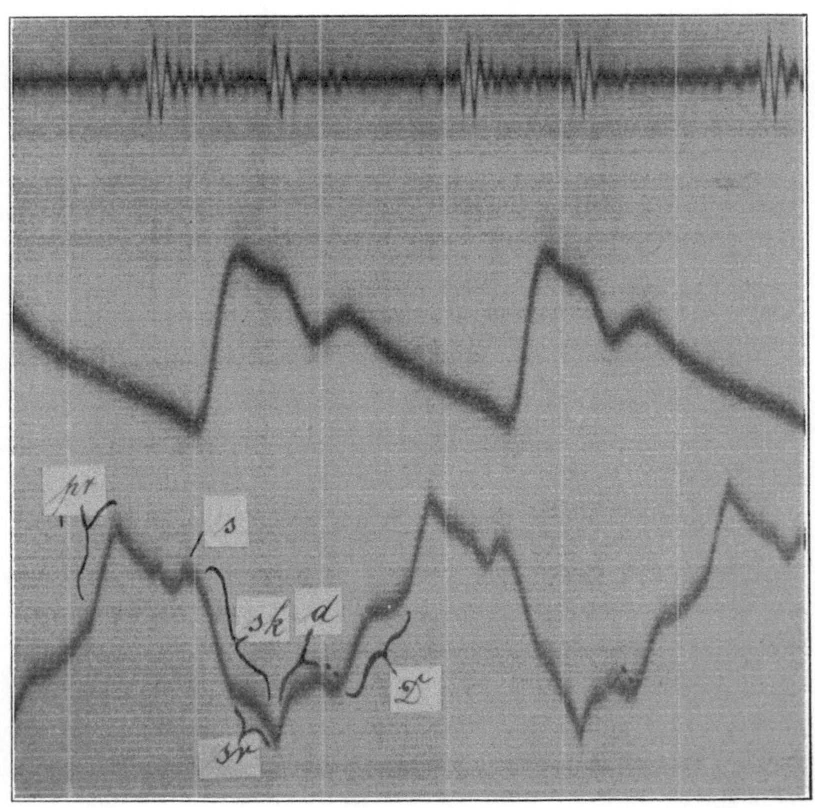

Kurve 53. Pulmonalstenose.

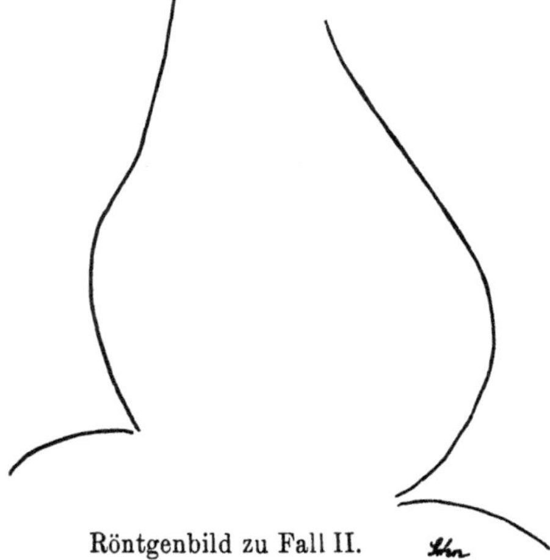

Röntgenbild zu Fall II.

Dieser und der vorhergehende Fall — beides Pulmonalstenosen — illustrieren besonders die Richtigkeit meiner Deutung über das Verhalten des Abfalls in der Diastole. Denn gerade bei der Pulmonalstenose ist wegen der den rechten Ventrikel ganz besonders betreffenden Druckerhöhung eine Ver-

kleinerung des Gefälles vom Vorhof und somit auch aus der Jugularis
zu erwarten.

Typus C: Schwäche des rechten Vorhofs bei gleichzeitiger Schwäche der rechten Kammer.

Ist die Schwäche der beiden Herzabschnitte annähernd gleichgradig, bleibt also das normale Druckverhältnis annähernd gewahrt,
so wird der Abfall in der Diastole normal ausfallen.

Je nach dem Ueberwiegen der Schwäche eines Abschnittes und der
damit verbundenen Aenderung des Druckverhältnisses kann sich der
Abfall in der Diastole in der unter Typus B erörterten Weise ändern.
Charakteristisch für die Pulsform ist dabei die entweder fehlende
oder nur angedeutete oder zu kleine Vorhofschwankung. Ich bringe
drei Beispiele dieser Art, bei der Vorhof und Ventrikel annähernd
gleichgradig gestaut sind, also mit etwa normal kleinem diastolischen
Abfall.

Fall I stammt von einer Myopathia cordis mittleren Grades.
Die Vorhofwelle fehlt fast ganz.

Fall II stammt ebenfalls von einem myopathischen Herzen bei
gleichzeitiger bestehender Aortitis und Aortenklappeninsufficienz.
Die Vorhofschwankung ist zu klein, sie müsste bei Kompensation
der Stauung besonders kräftig sein, wie in der bei Typus B geschilderten Weise. In der Kurve äussert sich die Stauung, wie
öfters in solchen Fällen noch darin, dass die systolische Aspiration
erheblich erschwert ist. Denn bei der stärkeren Stauung in Vorkammer und Kammer kann sich der Vorhof schlecht entleeren.
Bei der systolischen Aspiration in den Vorhof, der zu dieser Zeit
normaler Weise leer sein müsste, entstehen daher Schwierigkeiten.
Die Behinderung äussert sich in einer Buckelbildung der Linie des
systolischen Venenkollapses. Diese Form des Venenpulses ist schon
als Uebergang zu dem folgenden Typus D, dem positiven Venenpuls aufzufassen.

Fall III stammt von einer linksseitigen Zwerchfellähmung
mit cardialen Symptomen infolge starker Verdrängung des Herzens
nach rechts. Die Verbiegung der Linie des systolischen Venenkollapses deutet auf Stauung im rechten Vorhof hin, der kleine
Abfall in der Diastole auf stärkere Beteiligung des Ventrikels.

Fall I.

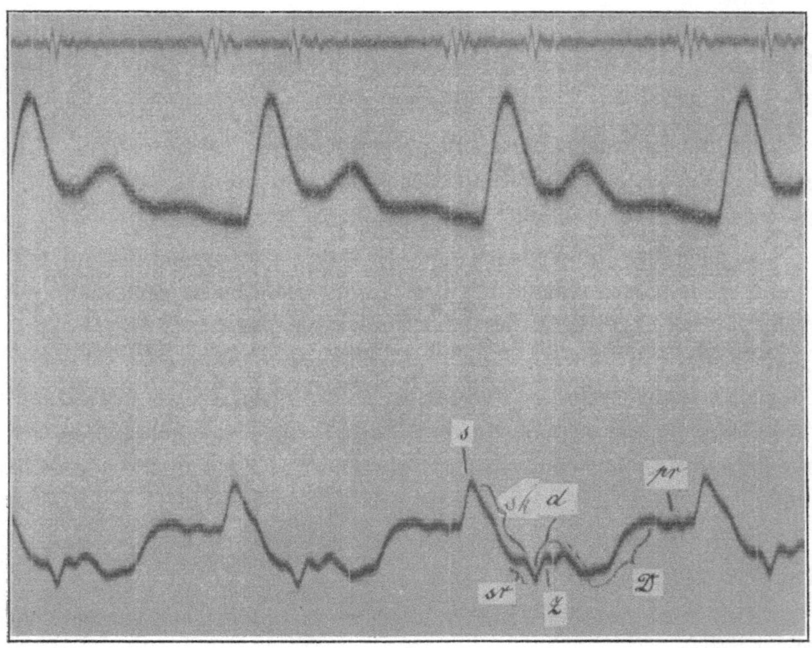

Kurve 54.

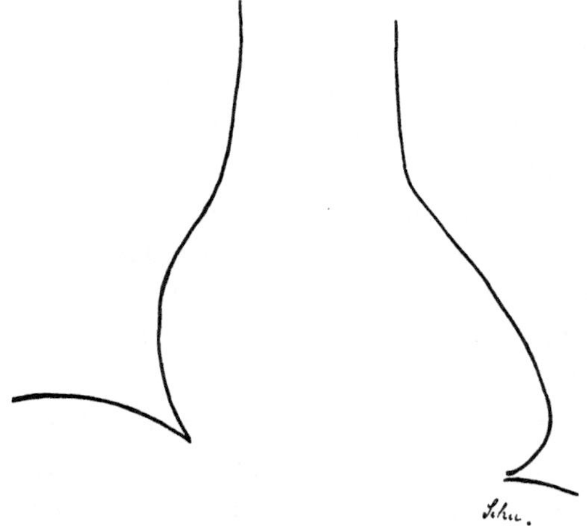

Röntgenbild zu Fall I.

Fall II.

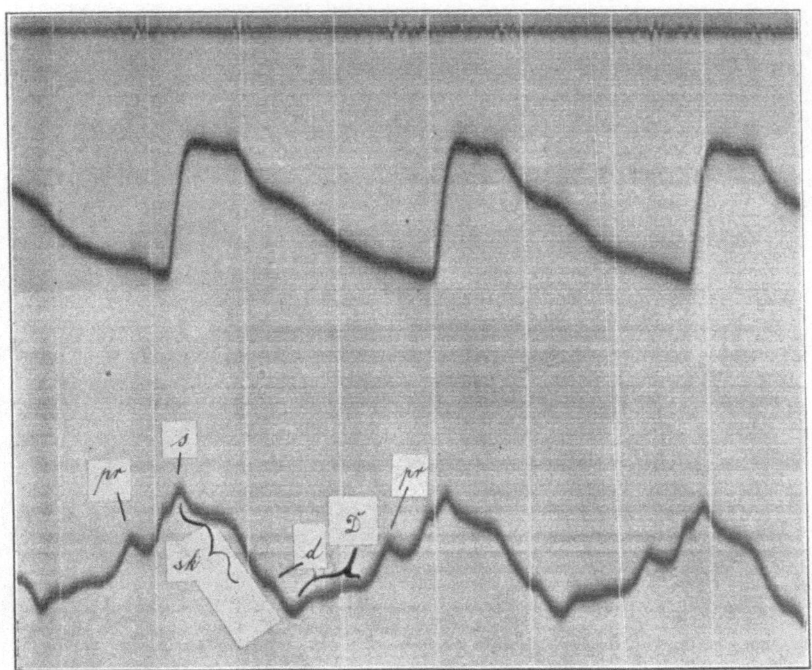

Kurve 55.

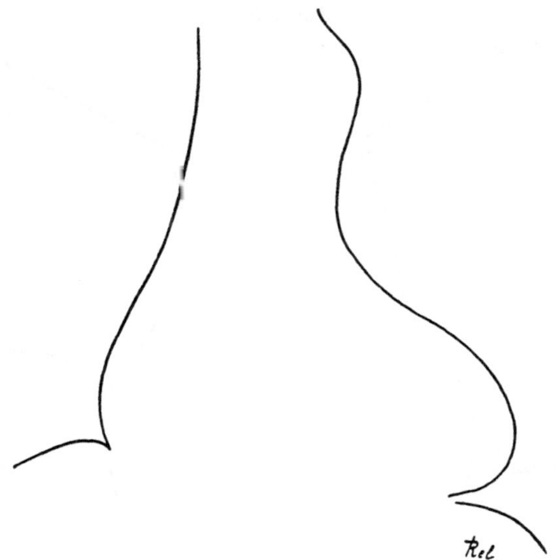

Röntgenbild zu Fall II.

Fall III.

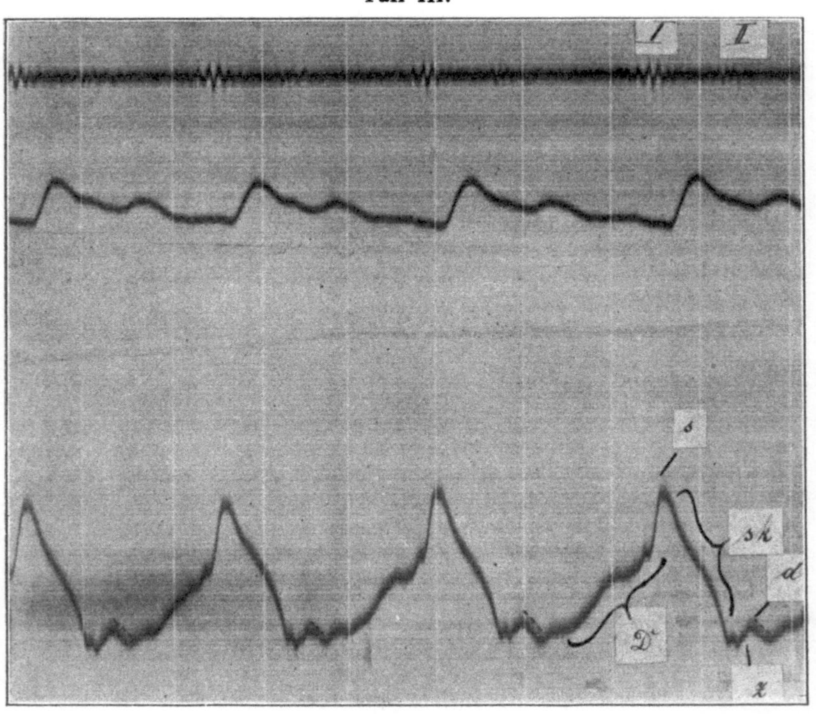

Kurve 56.

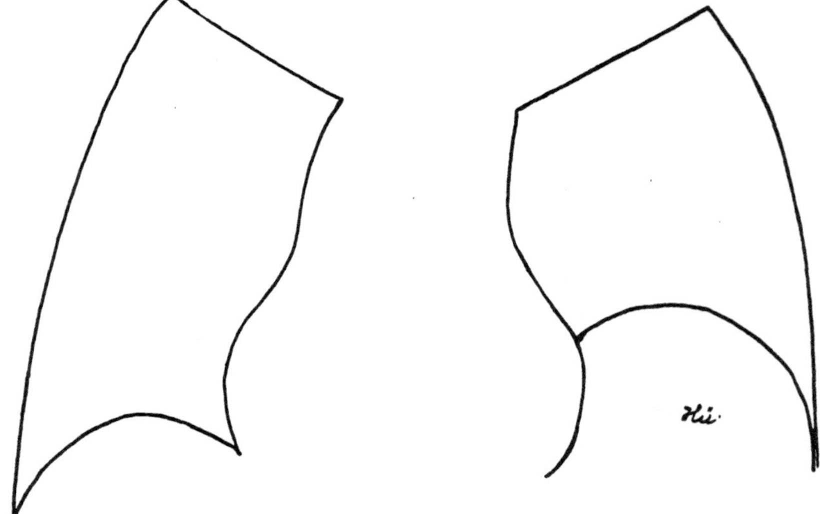

Röntgenbild zu Fall III.

Typus D: Der positive Venenpuls.

Die bisher geschilderten Fälle stellen Stauungszustände im rechten Herzen mässigen Grades dar mit Ausnahme des unter Typus C erörterten Falle II, der den Uebergang zu diesem Typus darstellt.

In allen jenen Fällen konnte der Vorhof ausgiebig leer werden, sodass seine Vollsaugung während der Ventrikelsystole in normaler Weise vor sich ging. In den Kurven verhält sich dementsprechend die Linie des systolischen Venenkollapses normal. Wenn nun die Stauung im rechten Herzen und in den angrenzenden Venen sehr hohe Grade annimmt, derart, dass der Vorhof sich nicht mehr entleeren kann, vielmehr dauernd gefüllt bleibt, so kann eine normale systolische Entleerung der Vene nicht stattfinden. Es muss unter diesen Umständen während der ganzen Systole durch die Druckkraft des Herzens zu einer Anstauung im Venensystem kommen, an Stelle der normalen Entleerung.

Die Trikuspidalsegel wölben sich dabei nach dem Vorhof hin durch; sie wirken wie elastische Membranen. Gewöhnlich ist in solchen Fällen der Vorhof überdehnt, gelähmt oder auch flimmernd. Eine Vorhofwelle ist entweder nur angedeutet oder sie fehlt ganz.

Gleich im Anschluss an die systolische Hauptschwankung: s stellt sich ein in die Kammersystole fallendes Plateau oder gar eine besondere Erhebung her. Die Kurve fällt diastolisch ab, das heisst die Entleerung der Vene erfolgt nur nach Oeffnung der Trikuspidalklappe. Die Kurve pflegt dann in der gewöhnlichen Weise in der Linie D wieder anzusteigen, wenn der thorakale Druckzuwachs mit fortschreitendem Abfluss aus den extrathorakalen Venen das Uebergewicht bekommt, so dass das Gefälle aus ihnen aufhört. Man hat den positiven Venenpuls seither als Anzeichen der Trikuspidalinsuffizienz gedeutet. Mit Sicherheit lässt sich jedoch aus dem positiven Puls eine hochgradige Stauung im ganzen rechten Herzen herleiten. Diese Diagnose ist aber für die Beurteilung der Herabsetzung der mechanischen Kraft von grosser Wichtigkeit.

Zwei Beispiele mögen die Kurvengestalt beim positiven Venenpuls erläutern.

Beim Fall I lag dem Herzleiden ein Mitralfehler zu Grunde. Neben einem systolischen Geräusch wurde der II. Ton über der Pulmonalis verdoppelt gehört.

Beim Fall II handelte es sich um eine primäre Myopathia cordis.

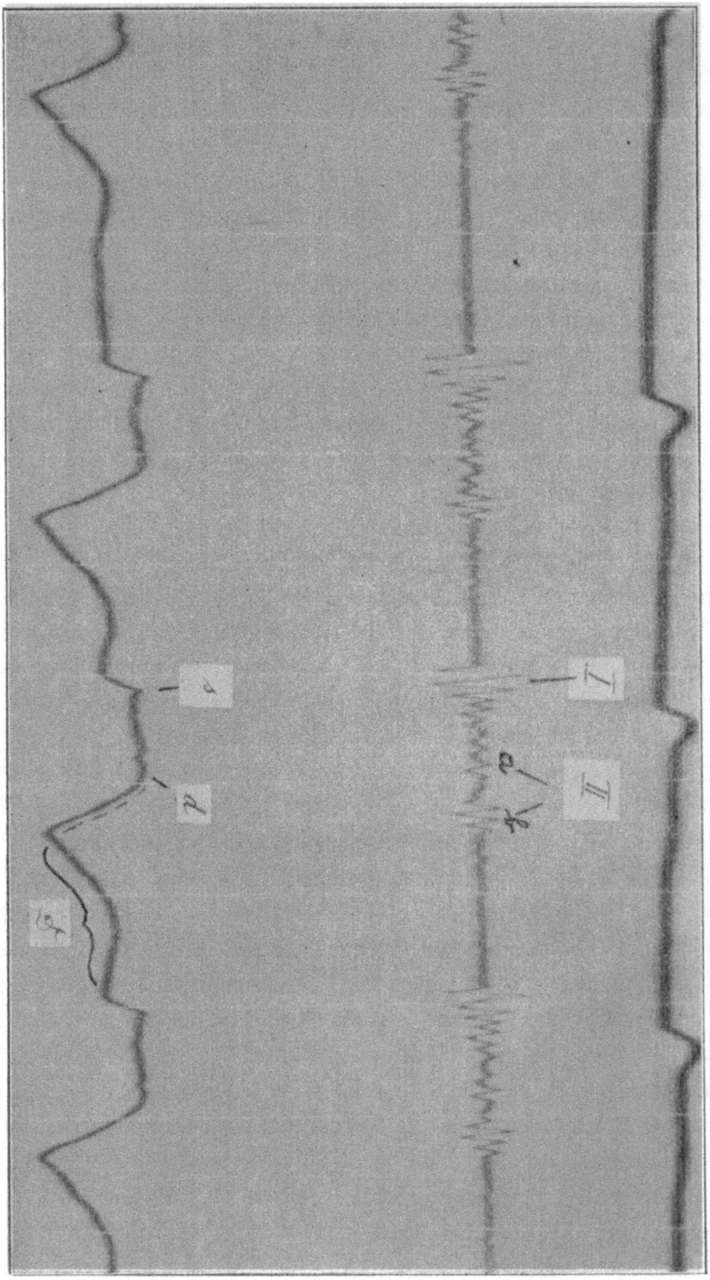

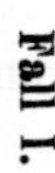

Kurve 57.
Fall I.

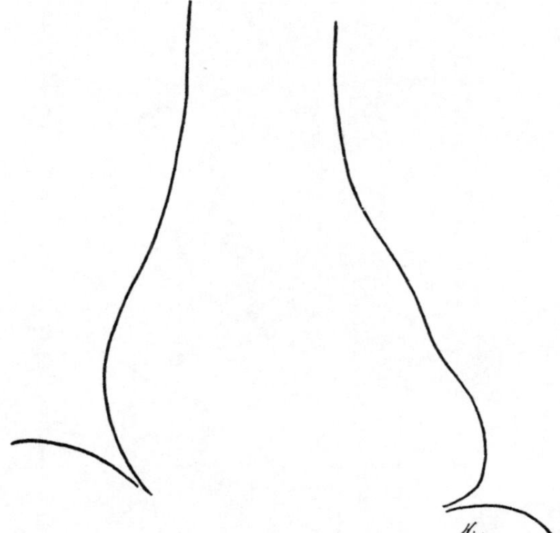

Röntgenbild zu Fall I (S. 98).

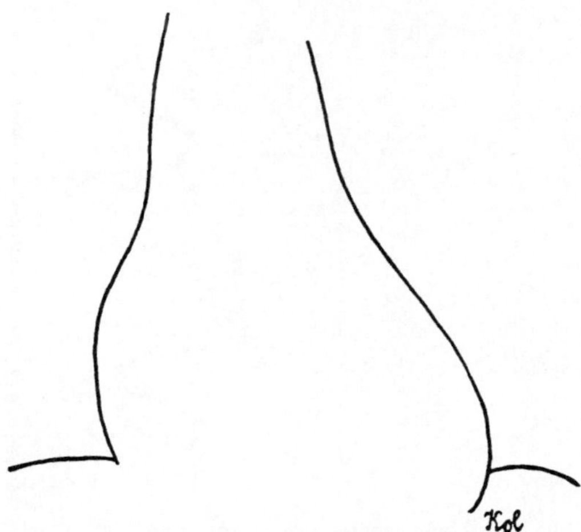

Röntgenbild zu Fall II (S. 100).

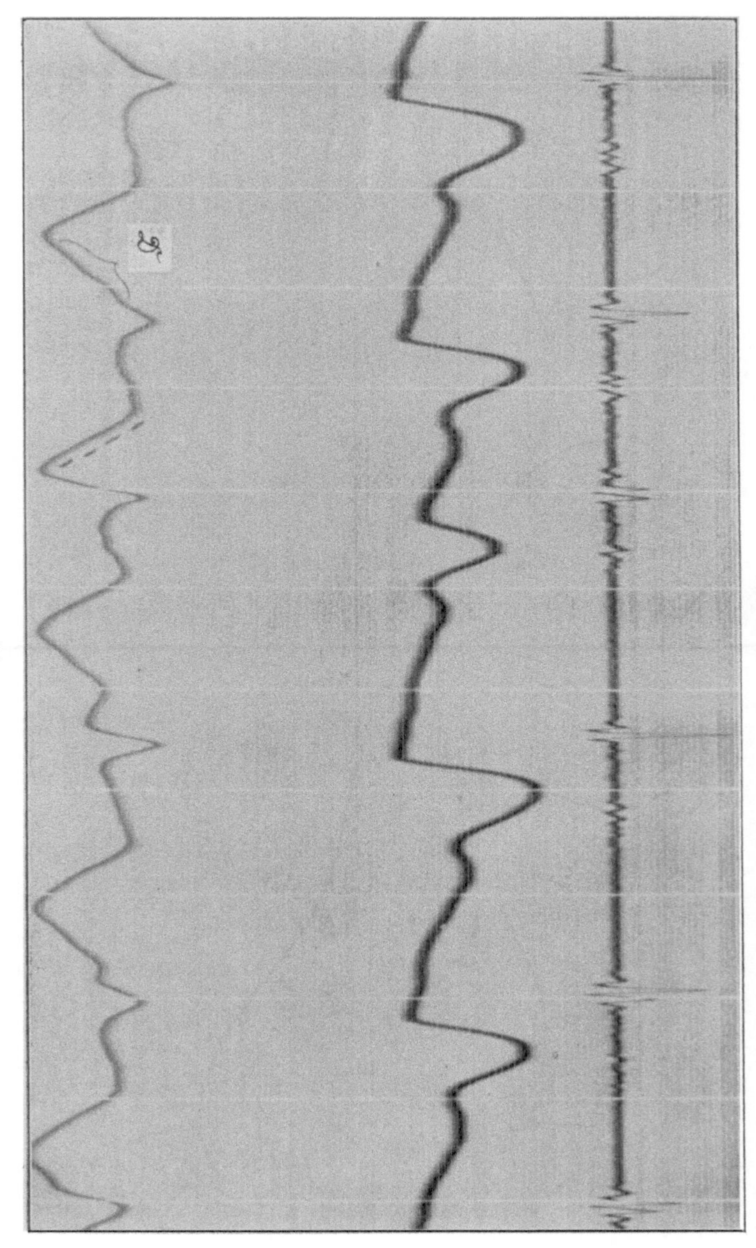

Kurve 58.

Fall II.

Additional information of this book

(Venenpuls- und Herzschallregistrierung als Grundlage

fÜr die Beurteilung der mechanischen Arbeitsleistung

des Herzens nach eigenen Methoden ; 978-3-662-22841-8) is provided:

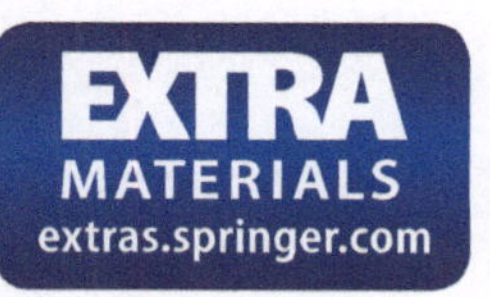

http://Extras.Springer.com

Kritik über die Zuverlässigkeit der Kurven und die praktische Anwendung der Methode.

Es ist zu unterscheiden zwischen Fällen, die infolge ihres Zustandes in respiratorischem Stillstande und horizontaler Rückenlage nicht untersucht werden können und solchen, bei denen in respiratorischem Stillstande registriert werden kann.

Bei den ersteren Fällen ist aber meistens die Untersuchung mit Hülfe des Venenpulses als Manometer überflüssig, weil mit Sicherheit angenommen werden kann, dass bei derartig schwer Herzleidenden hochgradige Stauungen im rechten Herzen bestehen. In solchen Fällen, wo man unter Verzicht auf den respiratorischen Stillstand registrieren will, lässt sich immerhin diagnostisch der positive. vom negativen Venenpuls unterscheiden.

Das Hauptkontingent für die Methode stellen nun diejenigen Fälle dar, die in respiratorischem Stillstande gezeichnet werden können. Besonders geeignet sind Menschen mit ruhiger, nicht beschleunigter Herztätigkeit. Schwierigkeiten bereitet das Anhalten der Atmung den Untersuchten in der Regel nicht. Die Atmung braucht ja auch nur auf sehr kurze Zeit sistiert zu werden.

Es genügen einige wenige Pulsschläge, um sich ein Urteil über die Arbeitsleistung des rechten Herzens zu bilden.

Ich lasse die Atmung bei mittlerer Atemtätigkeit anhalten. Es erleichtert das die Einstellung des Lichtstrahls auf das photographische Papier.

Auch für die zu Untersuchenden ist die Sistierung der Atmung bei mittlerem thorakalen Druck am bequemsten und leichtesten. Ich füge eine längere normale Kurve bei, die in respiratorischem Stillstande bei mittlerem thorakalen Druck gezeichnet ist. Die Kurve [Kurve 59*)] ist von ausserordentlicher Gleichmässigkeit. Insbesondere ist hervorzuheben, dass der längere Respirationsstillstand keinen auch nur den geringsten Einfluss auf die Grösse der einzelnen Schwankungen des Venenpulses bei herzgesunden Individuen hat. Auch tiefer Inspirations- und Expirationsstillstand haben keinen Einfluss auf die Kurvenform herzgesunder Menschen, wie vergleichende Untersuchungen ergaben. In pathologischen Fällen habe ich bisher einmal und zwar bei einem Mitralvitium eine Aenderung in der Grösse der einzelnen Schwankungen feststellen können.

---

*) Kurve 59 ist am Schlusse beigefügt.

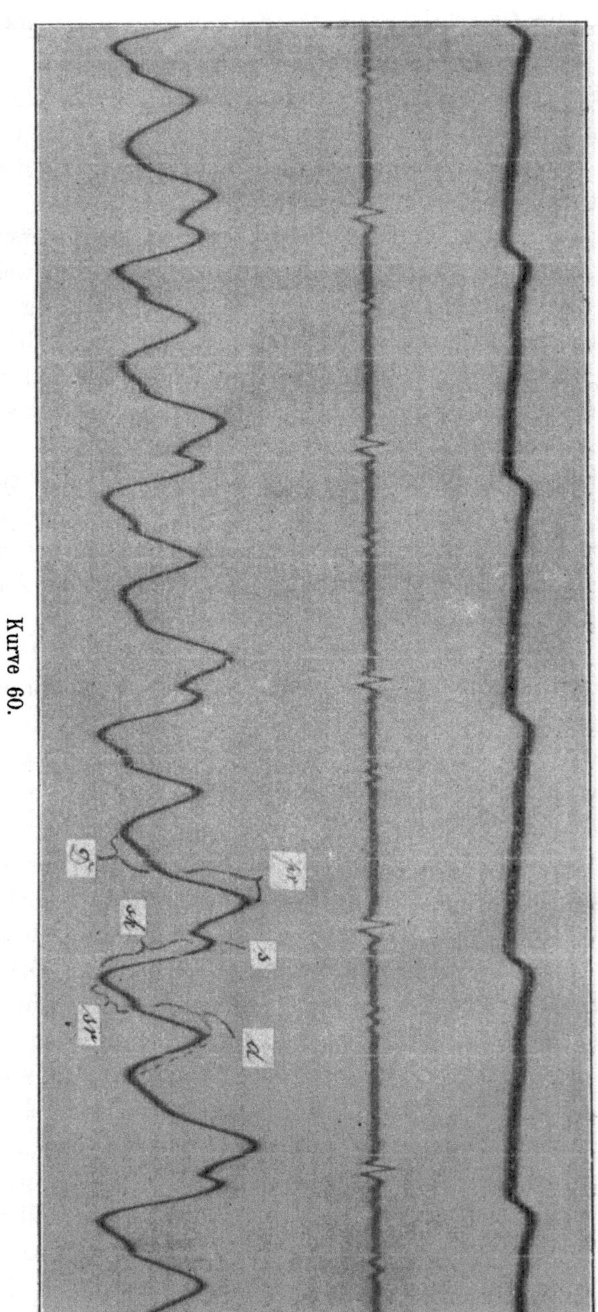

Kurve 60.

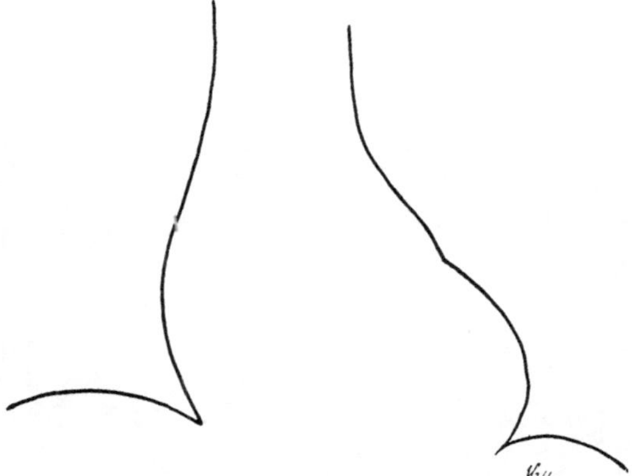

Röntgenbild zu Kurve 60.

Ich füge die Kurve (Kurve 60) mit dem dazu gehörigen Röntgenbilde bei. Man bemerkt eine kontinuierliche Zunahme fast aller Schwankungen mit Ausnahme der systolischen Hauptschwankung. So viel über den respiratorischen Stillstand. Ungeschickte und aufgeregte Patienten pflegen manchmal unter Anhaltung der Atmung zu pressen. Eine solche Presskurve ist indessen für die Diagnose sehr wohl zu verwerten. Denn was die Kurve stört und für die Beurteilung unmöglich macht, ist die wechselnde Ab- und Zunahme des thorakalen Drucks, nicht eine dauernd gleichmässige Aenderung des Drucks wie beim Pressen.

Zur Illustrierung füge ich einen Fall bei, der von einer Myopathia cordis stammt. Die Kurve (Kurve 61) zeigt den für das Pressen typischen Anstieg (vgl. auch die Presskurve S. 48).

Diagnostisch gut erkennbar ist die Buckelbildung im systolischen Venenkollaps und die Kleinheit des Abfalls in der Diastole — also eine Stauung im Vorhof und vorwiegend in der rechten Kammer.

In diagnostisch manometrischer Hinsicht sind alle Schwankungen des Venenpulses praktisch von Wichtigkeit; nur die diastolischen Anstauungen d und D sind von mehr untergeordneter Bedeutung. Wenn ich sie bei der Besprechung des normalen Venenpulses eingehend erörtert habe, so geschah das, mehr im physiologischen Interesse. Von praktisch diagnostischem Interesse dagegen ist der Abfall in der Diastole.

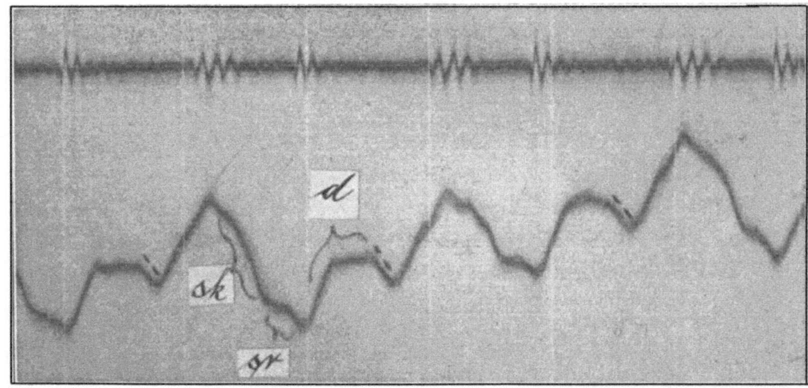

Kurve 61.

Diagnostisch gut erkennbar ist die Buckelbildung im systolischen Venenkollaps
und die Kleinheit des Abfalls in der Diastole — also eine Stauung im Vorhof
und vorwiegend in der rechten Kammer.

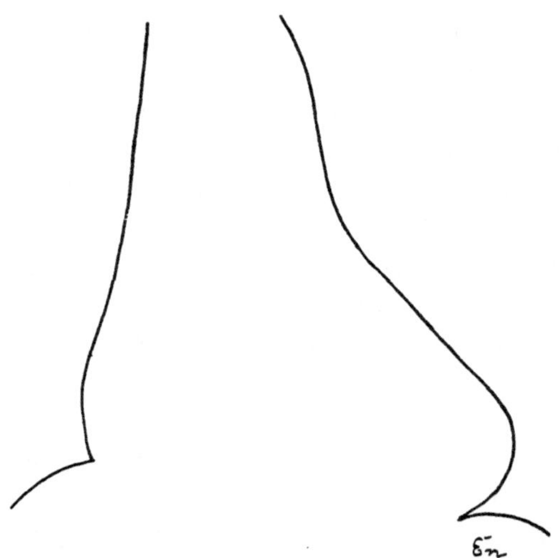

Röntgenbild zu Kurve 61.

Inwieweit die Venenpulskurve zu Schlüssen auf die mechanische Leistungsfähigkeit des Herzens berechtigt, ist durch meine Darlegungen gezeigt.

Ich glaube die Grenzen des diagnostischen Anwendungsgebietes genügend scharf festgelegt zu haben. Dass der Venenpuls uns nur über das rechte Herz Auskunft gibt, das halte ich für einen Vorteil. Man weiss eben bestimmt, dass er sich nur auf das rechte Herz beziehen kann. Es erhöht das die diagnostische Präzisität und Sicherheit. Dazu kommt noch die Tatsache, dass eben das rechte Herz funktionell eine besonders wichtige Rolle spielt.

Was die praktische Verwendung der Methodik betrifft, so kommt man gewöhnlich mit der Verzeichnung der Herztöne und des Venenpulses aus. Auf die Mitregistrierung des arteriellen Pulses kann man meistens verzichten. (Doch siehe meine Bemerkung S. 32 im I. Teil: Methodik). Das ist auch methodisch ein Vorzug und erleichtert die Aufnahmetechnik. Je weniger Bewegungsvorgänge gleichzeitig registriert zu werden brauchen, um so einfacher gestaltet sich die Bedienung des Apparates. Auch kann man die Aufmerk-'samkeit besser konzentrieren. Ich glaube behaupten zu dürfen, dass diese Venenpulszeichnungsmethode, die auf dem Prinzip der direkten Uebertragung beruht, für manometrische Untersuchungszwecke die zuverlässigste ist. Neben hoher Empfindlichkeit verbindet sie vor allen Dingen den Vorzug der korrekten Registrierung. Nach den in der Einleitung dargelegten Prinzipien ist gerade für den Venenpuls die direkte Uebertragung am geeignetsten. Sie findet ihr Ideal in dem für die Praxis allerdings unbrauchbaren Czermak-Bernstein'schen Spiegelchen.

Die von mir ausgearbeitete Spiegelmethode ist nun ein vollkommener Ersatz des Czermak-Bernstein'schen Spiegelchens. Sie ist diesem nicht nur gleichwertig, sondern macht die direkte Registrierung praktisch überhaupt erst anwendbar. Das verdickte Stäbchenende folgt den durch die Füllungen und Fntleerungen der Jugularvene erzeugten Volumänderungen — und auf deren exakte Verzeichnung kommt es beim Venenpuls ja an — mit Sicherheit genau. Bei den Methoden der Luftübertragung fehlt diese Sicherheit. Die Genauigkeit der Verzeichnung erklärt die Tatsache, dass entsprechend der funktionellen Schwäche des rechten Herzens oder eines seiner Teile Aenderungen der Gestalt in meinen Kurven hervortreten, wie sie meines Wissens bisher nicht bekannt

waren. Ich erinnere z. B. an die Buckelbildung der Linie des systolischen Venenkollapses (Kurven 55, 56 und 61). Ich erinnere ferner
z. B. an die Verschiedenartigkeit des Abfalls in der Diastole. Auch
das Grössenverhältnis der einzelnen Schwankungen kam mit den
Methoden der Luftübertragung zu wenig zum Ausdruck.

Selbst bei den schwächsten, eben wahrnehmbaren Pulsationen lässt
sich mit dieser Methode der Puls leicht verzeichnen. Der Teil des
Registrierorgans, der den Puls von der Venenwand abnimmt, greift
an einer sehr kleinen, umschriebenen Stelle an. Er braucht sehr
wenig Raum, während Trichter, Gummikapseln und dergl. bei der
Luftübertragung mehr Platz haben müssen. Das erweitert das Anwendungsgebiet der Venenpulsregistrierung, indem man nicht mehr
auf eine Auswahl von Fällen angewiesen ist.

Hervorzuheben ist auch die sehr einfache und bequeme Technik.
Die Registrierung mit dem einfachen Organ ist leichter als mit
der Lufttransmission. Das Einstellen des Lichtstrahls geht rasch,
und die ganze Untersuchung raubt wenig Zeit.

Wie ich bereits im ersten Teil: Methodik S. 16 hervorhob,
macht die von mir angegebene Apparataufstellung und Lichtführung es
leicht möglich, im Bereich des senkrechten Strahlenbandes eine grössere
Zahl von Registrierspiegelchen aufzustellen und so viele Bewegungsvorgänge gleichzeitig zu verzeichnen. Dieser Umstand hat mich schon
längst den Plan fassen lassen, auch einen Elektrokardiographen in den
Apparat aufzunehmen, was bei dessen Anordnung technisch keine
Schwierigkeiten bietet. Ich bin bisher aus äusseren Gründen noch
nicht dazu gekommen, hoffe aber bald den Plan zur Ausführung zu
bringen. Den praktischen Vorteil dieser Kombinierung erblicke ich
hauptsächlich darin, dass man mit einem Apparat, in dem alle
modernen Registrierverfahren vereinigt sind, eben vieles anstellen kann.

Für angezeigt halte ich jedoch die kombinierte Registrierung
des Venenpulses und des Elektrokardiogramms zur Verfeinerung
der Herzdiagnostik in bestimmten Fällen von Herzstörungen, nämlich
bei den Arhythmieen und ferner bei Vorhofflimmer- und ähnlichen
Zuständen. In diesen Fällen dürfte die kombinierte Verzeichnung von
Venenpuls, Tönen und Elektrokardiogramm auch unsere Kenntnisse
vom Verhalten des elektrischen Erregungsablaufs vertiefen.

Druck von L. Schumacher in Berlin N. 4.